Julia Rehme-Röhrl

Die Notarztmami

Prävention, Sicherheit & Erste Hilfe für Babys und Kinder

Julia Rehme-Röhrl

Die Notarztmami

Prävention, Sicherheit & Erste Hilfe
für Babys und Kinder

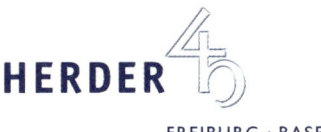

HERDER

FREIBURG · BASEL · WIEN

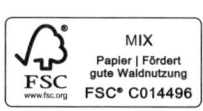

Satz: ZeroSoft, SRL
Herstellung: PBtisk a.s, Příbram
Printed in Czech Republic

Illustrationen: Sabine Hanel

ISBN Print 978-3-451-60177-4
ISBN E-Book (EPUB) 978-3-451-83476-9

Inhalt

Vorwort

Seit vielen Jahren bin ich als Notärztin im Einsatz. Wenn ich nachts wegen Fieber oder Atemnot zu einem Kind gerufen wurde, war ich stets abgeklärt, ruhig und cool. Doch als ich selbst Mutter wurde, stellte ich mir plötzlich andere Fragen als zuvor. Dabei hatte ich angenommen, ich wäre mit meinen Kenntnissen aus der Medizin und dem Notarzt- und Rettungswesen bestens für alles gewappnet, was man mit dem eigenen Kind erleben kann. Doch Pustekuchen! Genau wie vermutlich du lag auch ich nachts wach und fragte mich unendlich viele Dinge: Habe ich mein Baby heute zu wild geschaukelt? Wie war das noch mit dem kindlichen Fieber? Wann sollte ich mit meinem Kind zum Arzt gehen? Ist es gut oder schlecht, die Hausmittel aus meiner Kindheit anzuwenden? Ist dieser Husten noch normal, oder muss ich den Notarzt rufen? (Moment mal, das wäre ja dann … ich selbst?!)

All diese Fragen lassen sich mit der Emotionalität und Sorge, die einen als Eltern erfüllen, nicht mehr nüchtern betrachten. Meine Perspektive hat sich grundlegend verändert: von der toughen Notärztin zur mitfühlenden Mami. Meistens treffen einen diese Fragen auch völlig unvorbereitet, zum Beispiel nachts um drei, am besten an einem Sonntag. Ich ertappte mich mitunter selbst dabei, wie ich anfing, im Internet zu recherchieren und dabei nicht immer auf seriöse, manchmal sogar auf gefährliche Informationen stieß. Jede und jeder von uns will nur das Beste für ihr bzw. sein Kind. Insbesondere beim Erstgeborenen erfüllen uns aber viele Unsicherheiten und Ängste. Also begann ich systematisch, mir Informationen zu suchen und diese dann auch über meinen Social-Media-Kanal @notarztmami mit anderen zu teilen. Da ich als Notärztin weiß, dass Vorbereitung für einen positiven Ausgang von Notfällen ein ausschlaggebender Faktor ist, entschied ich mich, immer mehr Informationen zum Thema Kindersicherheit zusammenzutragen und über Internet, Radio und Podcasts zur Verfügung zu stellen. Dieses Buch – liebe Eltern – ist für euch! Mit ihm möchte ich euch noch mehr an die Hand geben, damit ihr auf den Notfall vorbereitet seid und die Gesundheit von Kindern gewährleisten könnt. Es würde mich über alles freuen, wenn euch dieses Buch als Wegweiser dient. Als eine

Art Kompass, wenn auch ihr – wie ich – die Sicherheit eures Kindes an die erste Stelle setzt.

Die Informationen sind nach bestem Wissen und Gewissen und entsprechend dem aktuellen Forschungsstand zusammengetragen. Natürlich erhebt das Buch keinen Anspruch auf Vollständigkeit und ersetzt keinen Arztbesuch. Es stellt die wichtigsten Aspekte rund um die Sicherheit von Babys und Kindern zusammen, damit du souveräner handeln kannst. Die Darstellung orientiert sich am familiären Tagesablauf und an der kindlichen Entwicklung vom Thema Schlaf über die Ernährung und die Sicherheit drinnen und hin zu den häufigsten Kindernotfällen und Erste-Hilfe-Maßnahmen. Außerdem gebe ich dir ein paar Einblicke aus dem Rettungsdienst und praktische Tipps aus dem Mami-Alltag. Denn in jeder von uns steckt eine Notarztmami (oder in jedem von uns ein Notarztpapi), die bzw. der mit den großen und kleinen Katastrophen klarkommen muss!

Ich bin Ärztin geworden, weil ich helfen und unterstützen will. Deshalb war ich Feuer und Flamme, dieses Buch für dich zu schreiben. Was dieses Buch selbstverständlich nicht soll, ist erstens: Es soll dich nicht daran hindern, deinem Bauchgefühl zu folgen, und wenn es dir oder deinem Kind schlecht geht, einen Arzt aufzusuchen! Ein Buch ersetzt keinen diagnostischen Blick und auch keine körperliche Untersuchung. Und obwohl dieses Buch auf Basis des aktuellen Forschungs- und Erkenntnisstands angefertigt worden ist, kann es niemals die jahrelange klinische Erfahrung von medizinischem Personal ersetzen. Es soll auch nicht dazu führen, dass du erst verzögert zum Arzt gehst. Vielmehr soll es dir ein Leitfaden und Wegweiser sein und dich in deiner Kompetenz stärken und unterstützen.

Die Nutzung der Inhalte erfolgt dabei auf eigene Gefahr. Die verfügbar gemachten Informationen sind akademischer Natur und dienen der Information für Laienzwecke. Ich kann hier keine individuellen Diagnosen stellen und auch keine persönlichen Ratschläge oder Empfehlungen hinsichtlich der Therapie konkreter Erkrankungen erteilen, da ich dich und dein Kind nicht sehen und untersuchen kann. Die Verantwortung dafür, wie du mit den bereitgestellten Informationen umgehst, liegt außerhalb des Haftungsbereichs.

Zweitens soll dieses Buch dir auch nicht unnötig Angst machen oder Stress erzeugen! Natürlich habe ich während meiner jahrelangen Tätigkeit als Ärztin und Notärztin viele Dinge gesehen und erlebt und kenne deshalb einige Faktoren, die einem Unfall vorbeugen oder einen schwerwiegenden Schaden verhindern können. Ich möchte diese Erfahrungen und diese Details mit dir teilen und dich dazu anregen, diese Dinge an so viele Menschen wie möglich weiterzugeben und umzusetzen. Ich bin davon überzeugt: Je sicherer wir das Umfeld für Kinder gestalten, desto freier können sie sich darin entwickeln.

Das Buch soll aber nicht dazu führen, dass du dir vor lauter Sorge die Nächte um die Ohren schlägst und dein Kind nur noch in Luftpolsterfolie eingewickelt, mit Warnweste bekleidet und mit Helm auf dem Kopf zu Hause im Zimmer lässt. Für seine Entwicklung braucht das Kind ein ausreichendes Maß an Freiheit und Möglichkeiten, sich entsprechend seines Alters und Entwicklungsstandes auszuprobieren. Vor allem aber braucht es eine sichere Umgebung und geschützte Rahmenbedingungen, in denen es seinem natürlichen Drang nach neuen Erfahrungen und Selbstständigkeit gefahrlos nachgehen kann.

Ich hoffe und wünsche mir deshalb, dass du dieses Buch und die darin enthaltenen Expertentipps mit gesundem Menschenverstand annimmst. Jedes Kind ist anders und jede Familie auch. Wie du im Einzelnen mit den hier angebotenen Empfehlungen umgehst und verfährst, sollte ganz klar von deiner Intuition und auch von der Entwicklung des Kindes und der Dynamik eurer Familie abhängen. Es geht hier auch nicht um Perfektionismus und das völlige Ausräumen jedes Risikos. Wir wissen alle, dass das mit Kleinkindern absolut unmöglich ist. Es wird Unfälle geben. Egal, wie sicher du alles gestaltest. Damit du auch in solchen Situationen einen kühlen Kopf behältst und vorbereitet bist, findest du die nötigen Anleitungen.

Die absoluten Notfälle sind in diesem Buch mit Notfall-Lampe gekennzeichnet und schnell auffindbar. Sollte etwas von diesen Dingen passieren: Nicht lange überlegen und ab mit euch zum Arzt oder den Notarzt rufen! Ich möchte dir mit diesem Buch das Leben erleichtern und deine Gesundheitskompetenz stärken. Damit du deine Liebsten schützen und im Ernstfall Erste Hilfe leisten kannst und auch weißt, wann die 112 zu wählen ist.

Geschlechterhinweis: Zur besseren Lesbarkeit wurde auf Genderzeichen verzichtet. Nichtsdestotrotz sind männlich, weiblich und divers in gleichem Maße und zu jeder Zeit angesprochen.

Wie du dieses Buch nutzen kannst
Du findest in diesem Buch Kästen mit unterschiedlichen Informationen, die ich dir hier erklären möchte:

	Merke	Kurze Informationen zum Einprägen
	Expertentipp	Praktische Tipps von mir als Ärztin (und auch als Mama)
	Mein Fall	Echte Notfälle und Geschichten aus meinem Berufsalltag
	Zusammengefasst	Die wichtigsten Informationen, die du unbedingt mitnehmen solltest
	Achtung: Notfall!	Hier musst du unbedingt aufmerksam und schnell handeln!

Die Symbole zeigen dir, welche Informationen du wo im Buch findest, und geben dir optisch einen Überblick. Achte insbesondere auf die Notfallkästen mit der Rettungs-Leuchte, sie zeigen dir, wann du die 112 wählen musst oder wie du dich im Notfall verhalten sollst.

Deine Julia aka @notarztmami

1. Sicherheitskultur

Dieses Buch soll dir Know-how im Umgang mit deinem kranken Kind vermitteln und dich außerdem unterstützen, das Umfeld deines gesunden Kindes schon vorab so zu gestalten, dass keine Unfälle passieren. Es geht also um präventives Handeln. Neben dem Wissen über medizinische Fakten und vorbeugende Maßnahmen gehört dazu aus meiner Sicht noch mehr, ich nenne es „Sicherheitskultur".

Prävention bedeutet, vorab durch geeignete Maßnahmen Risiken zu reduzieren oder die schädlichen Folgen von etwas zu verringern oder abzuschwächen. Der Begriff wird oft synonym zu „Vorbeugung" verwendet.

„**Unfälle** sind zeitlich begrenzte, von außen auf den Körper einwirkende Ereignisse, die zu einem Gesundheitsschaden oder zum Tod führen." (SGB VII § 8)

Als **Notfall** oder Notfallsituation gilt jede Situation, in der eine drohende Gefährdung für Sachen, Tiere oder die körperliche Unversehrtheit von Menschen eintritt.

1.1 Was ich mit Sicherheit meine

Sicherheit bedeutet das Geschütztsein vor Gefahren oder Schaden und das höchstmögliche Freisein von Gefährdung. Damit das gewährleistet ist, muss sich innerhalb einer Familie oder auch innerhalb einer Betreuungseinrichtung eine Sicherheitskultur etablieren. Damit ist heute – auch in großen Firmen – nicht das völlige Vermeiden von Fehlern gemeint, sondern das richtige Durchführen von Projekten, die Reaktion auf Unfälle und Notfälle und auch der offene und wertschätzende Umgang miteinander, wenn „Fehler" passieren. Kein Anprangern oder Zuweisen von Schuld, sondern Vorbeugen von Anfang an, wodurch auch die Nachbereitung eines solchen Ereignisses „außerhalb der Norm" gehört. Nur können Babys und Kinder, da sind wir uns einig, das selbstverständlich noch nicht allein. Sie sind unmittelbar und immer auf deine Hilfe angewiesen und erwerben das Bewusstsein für Gefahren erst mit der Zeit.

Entwicklung von Gefahrenbewusstsein bei Kindern

0–4 Jahre:	kein Bewusstsein für Gefahren
ab ca. 4 Jahren:	erstes Gefahrenbewusstsein
ca. 5–6 Jahre:	akutes Gefahrenbewusstsein, aber noch nicht vorausschauend (Kind merkt oben auf der Rutsche, dass sie zu steil/hoch ist.)
ab ca. 8 Jahren:	vorausschauendes Gefahrenbewusstsein (Kind klettert gar nicht auf die zu steile/hohe Rutsche, weil es ihm zu riskant ist.)
ab ca. 9–10 Jahren:	vorbeugendes Gefahrenbewusstsein (Kind trifft selbstständig Vorkehrungen, um Gefahren zu vermeiden.)

Den richtigen Umgang mit Gefahren und (Not-)Fällen habe ich als Notärztin durch einige nützliche Tools gelernt, die ich mit dir teilen möchte. Viele davon kommen aus der Luftfahrt und der taktischen Medizin. Für den positiven Ausgang eines Notfalls sind diese ebenso wichtig wie die medizinischen Grundlagen. In einem Notfall ist unser Gehirn nämlich stark mit den von außen kommenden Reizen beschäftigt, aber auch mit den körperlichen und emotionalen Auswirkungen dieses Stressereignisses. Dein Adrenalinpegel steigt, dein Körper schüttet Stresshormone aus. Wenn es schnell, hektisch und laut wird, leidet außerdem die Konzentration. Trotzdem solltest du ad hoc eine gute Entscheidung treffen können – für dich und deinen Schützling. Hierzu sind aus meiner Sicht zwei Aspekte immens wichtig:

Handeln im Notfall

1. Du brauchst die Grundlagen, eine richtige Entscheidung treffen zu können (fachliches Wissen, medizinisches Know-how, Vorbereitung).
2. Du musst diese Entscheidung auch kontrolliert und korrekt umsetzen können.

Leider hast du keine Gebrauchsanleitung für dein Kind mitgeliefert bekommen. Du hast dich aber zum Beispiel für dieses Buch entschieden. Oder vielleicht sogar einen Erste-Hilfe-Kurs speziell für Kinder und Babys absolviert. (Es ist nie zu spät, einen solchen zu buchen.) Im weiteren Verlauf dieses Buches hoffe ich, dir grundlegendes Fachwissen vermitteln zu können.

Kommen wir zur Umsetzung deiner Entscheidung: Natürlich kannst du im Notfall nicht völlig emotionslos und faktenbasiert handeln, insbesondere, wenn es sich um dein eigenes Kind handelt. Mit ein paar Tipps und Tricks kann es dir aber gelingen, so viel Struktur wie möglich in eine herausfordernde Situation zu bringen. In der Notfallmedizin gibt es deshalb einige Grundregeln für die Zusammenarbeit mit den verschiedenen Fachdisziplinen aus der „Blaulichtfamilie" (Rettungsdienst, Krankenhaus, Polizei, Feuerwehr, Wasserrettung), mit deren Hilfe wir gut und kontrolliert zusammenarbeiten können. Natürlich sind diese Sicherheitskultur und diese Algorithmen nicht eins zu eins auf das Zusammenleben mit einem Neugeborenen übertragbar. Trotzdem möchte ich dir hier ein paar Insights geben, von denen ich denke, dass sie sich hervorragend auf den Alltag mit Kindern übertragen lassen. (Ein paar weitere Tipps findest du auch noch im Elternkapitel am Ende des Buches.)

„Dienstfähigkeit" auch für Eltern

Die Kollegen aus der Luftfahrt nennen es „Fit to fly?". Bei uns gibt es die Abkürzung „I'm safe?" Diese Abkürzung steht für:

Illness: Gibt es Erkrankungen oder Einschränkungen, die mich dienstuntauglich machen?

Medication: Stehe ich unter dem Einfluss von Medikamenten, zum Beispiel Schmerzmitteln oder Antidepressiva, die mich einschränken könnten?

Stress: Stehe ich aktuell unter emotionalem Stress, zum Beispiel durch einen Streit in einer Beziehung, eine Trennung, einen Todesfall oder eine posttraumatische Belastungsstörung?

Alcohol: Bin ich abgelenkt oder unkonzentriert, weil ich vor Dienstantritt Alkohol getrunken habe/alkohol- oder drogenabhängig bin?

Fatigue: Bin ich aktuell so müde oder erschöpft, dass ich nicht adäquat arbeiten kann?

Emotion/Eating: Bin ich mental stabil genug bzw. nicht abgelenkt, etwa durch Emotionen (siehe oben bei Stress)? Habe ich mich um meine Grundbedürfnisse gekümmert und zum Beispiel ausreichend gegessen?

Natürlich ist mir klar, dass insbesondere mit einem Baby diese Fragen kaum alle zufriedenstellend beantwortet werden können, etwa aufgrund von Schmerzmitteln nach einem Kaiserschnitt oder dem typischen chronischen Schlafmangel. Es ist dennoch sehr hilfreich, sich diese Fragen einmal zu stellen und zu wissen, dass all die oben genannten Punkte eine deutliche Einschränkung deiner Performance bewirken können. Erst wenn man solche Belastungen erkannt hat, kann man auch versuchen, sie zu beheben. Natürlich kann man ein Neugeborenes nicht problemlos zum Schlafen bringen, aber man erkennt, dass die eigene Müdigkeit ein kritischer Punkt ist und kann sich diesbezüglich Hilfe holen. Ein Netzwerk aus Freunden, Familie und Babysittern ist immens entlastend. Es hilft schon, sich diese Fragen gemeinsam mit dem Partner überhaupt mal zu stellen. Das schafft Bewusstsein!

Algorithmen

In einer Notfallsituation gibt es strenge Algorithmen (klare Handlungsvorschriften zur Lösung eines Problems), an die wir uns im Rettungsdienst halten. So haben wir stets eine konkrete Liste, an der wir uns entlanghangeln können und anhand der jeder aus dem Team genau weiß, was als Nächstes zu tun ist. Im Team Familie kann noch nicht jeder Algorithmen so umsetzen, wie du als Erwachsener. Statt Algorithmen empfehle ich dir deshalb das Anlegen von strukturierten Listen. Damit hast du etwas Konkretes an der Hand.

Listen schaffen Struktur und Klarheit

Dies kann zum Beispiel eine Telefonliste sein (auch wenn du jetzt denkst, ich weiß doch alle Nummern auswendig). Während eines Notfalls können wir oft nicht mehr klar denken. Manchmal müssen wir einen Nachbarn oder eine dritte Person in den Notfall mit einbeziehen, die vielleicht diese Nummern nicht kennt. Es sollte also für alle gut sichtbar in der Küche am Kühlschrank oder an einem anderen Ort eine Telefonliste mit den allerwichtigsten Nummern hängen. Dazu zählen für mich auch die Notrufnummern, die Nummer eures Kinderarztes, die Telefonnummer des nächsten Kinderkrankenhauses, die Giftnotrufnummer usw.

Ebenso empfiehlt es sich, eine Liste mit Medikamenten anzulegen, die man für den Notfall zu Hause haben sollte oder die man aufgrund von chronischen Erkrankungen braucht. Auch hier reicht es meiner Meinung nach nicht, einmal etwas anzuschaffen, etwa für Fieber. Denn das Haltbarkeitsdatum und die Dosierung von Medikamenten müssen immer wieder überprüft und abhängig vom Gewicht des Kindes angepasst werden. Gerade wenn man in den Urlaub fährt, sollte auch eine Reiseapotheke vorher nochmal durchgecheckt werden. Ebenso dienen Abhol- und Organisationslisten und Pläne der Sicherheit eurer Kinder, weil weniger Lücken entstehen oder Fehler passieren und jeder weiß, was er wann zu tun hat. Das Stresslevel in der Ausnahmesituation kann durch eine gute Vorbereitung und Listen deutlich gesenkt werden, weil mehr Struktur und Organisation in die Abläufe kommen.

1.2 Kommunikation ist das A und O

Um im Notfall so gut wie möglich zu reagieren, ist eine klare Kommunikation unter uns Eltern, aber auch mit dem Kinderarzt und dem Notfallpersonal ein wichtiger Aspekt. Mach dir bewusst, dass man im Ernstfall oft emotionsgeladen reagiert. Natürlich habe auch ich kein Allheilmittel, um dies komplett abzustellen. Aus professioneller Sicht kann ich nur sagen, dass man die Reaktionen von Eltern in der Notfallsituation nicht auf die Waagschale legen sollte. (Dies solltest du nach Möglichkeit auch bei deinem Partner bedenken.) Grundsätzlich ist eine eindeutige Kommunikationsstruktur das Wichtigste. Versuche, im Ernstfall so klar und deutlich wie möglich zu sprechen und immer eine konkrete Person anzusprechen. Sätze wie: „Jemand sollte ... tun" oder „Man sollte mal ... holen" finden keinen Adressaten.

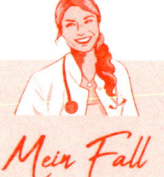

Mein Fall

Jeder, der im Rettungsdienst oder im Krankenhaus tätig ist, hat diese Situation sicherlich schon erlebt: Ich sage: „Kann mir jemand das Medikament XY aufziehen?", und nach gefühlten fünf Minuten fällt mir auf, dass ich es immer noch nicht bekommen habe. Warum? Ich habe im Stimmengewirr mit „jemand" einfach niemanden erreicht, und es hat sich niemand verantwortlich gefühlt.

Besser ist es, eine sogenannte „Closed-Circle-Kommunikation" anzuwenden: Wenn eine reale Aufgabe verteilt werden soll, dann sprich ein reales Mitglied deiner Gruppe direkt mit Namen an und formuliere die Aufgabe konkret. Beispielsweise: „Klaus, hol das Telefon!" Im Rahmen dieser geschlossenen Kommunikation ist es nun an Klaus zu sagen: „Ja, ich hole das Telefon" oder „Hier ist das Telefon". So weiß jeder im Raum, dass die Aufgabe erledigt ist. Auch die korrekte Beantwortung von Fragen am Telefon, beispielsweise mit dem Gesprächspartner vom

Notruf 112, gehört dazu. Mach dir klar, dass immer dieselben Fragen gestellt werden:

> **Fragen Notruf →112**: Wer? Was? Wann? Wo? Wie viele?

Im Notfall bleibe unbedingt am Telefon und warte, was dir für Anweisungen gegeben werden. Ähnliche Fragen werden dir oft beim Kinderarzt gestellt: Wie lang geht das schon so? Wie oft? Gibt es Vorerkrankungen? Gibt es Allergien?

Auch wenn es uns schwer und ungewohnt erscheint: Das A und O ist, dass wir über alles gemeinsam sprechen, jeder alle Informationen hat und genau weiß, was gerade gesagt wurde. Klare, kurze und verständliche Sätze helfen dabei. Nur so ist ein sicherer Umgang mit herausfordernden Situationen möglich.

In der Kommunikation mit Kleinkindern ist es übrigens genauso. Wenn du sagst: „Mach nicht die Tür zu", kann es dazu kommen, dass das Kind nur „Tür zu" versteht. Verneinungen sind schwerer verständlich, als wenn du genau das sagst, was du möchtest: „Tür offen lassen!" Achte einmal im Alltag darauf, wie oft wir Erwachsenen solche Umschreibungen benutzen, anstatt konkret zu benennen, was wir wollen. Vielen von uns ist dies als höflich anerzogen worden. Im Notfall geht es aber nicht um Höflichkeit.

1.3 Vorbereitung und Simulation

Da es in der Notfallmedizin einige Ereignisse gibt, die nicht häufig auftreten, üben wir mit der gesamten „Rettungsfamilie" spezielle Szenarien immer und immer wieder, um für den Notfall vorbereitet zu sein. Natürlich erwartet keiner, dass man Kindernotfälle in der Familie nachspielt, trotzdem ist das regelmäßige Training bzw. das Besprechen einer Notfallsituation im Vorhinein wichtig. Macht euch klar, dass es unerwartete Ereignisse geben wird, und redet darüber, wie dann zu handeln ist. Dies kann auch für ältere Kinder wichtig sein, damit sie wissen, welche Notfallnummern oder welche Nachbarn zu kontaktieren sind. Deutlich vor der Geburt des zweiten Kindes sollte zum Beispiel geklärt werden, wie das erste Kind betreut wird. Das konkrete Durchdenken und Besprechen einer außergewöhnlichen Situation gibt allen Beteiligten mehr Sicherheit. Siehe auch das Was-wäre-wenn-Spiel auf Seite 107.

Deine Aufmerksamkeit schützt dein Kind

Es ist natürlich unmöglich, sein Kind rund um die Uhr zu überwachen, auch im Sinne der Selbstständigkeit und der Förderung seiner motorischen Entwicklung. Trotzdem möchte ich darauf hinweisen, dass unsere Aufmerksamkeit heute stark eingeschränkt ist, wenn wir zum Beispiel vertieft in unsere Smartphones starren. Insbesondere bei Aktivitäten mit Gefahrenquellen wie Wasser oder Feuer sind wir die Lebensversicherung unserer Kinder. Diese Aufgabe kann nur an andere Erwachsene abgegeben werden. An dieser Stelle sei das Aufmerksamkeitsparadoxon erwähnt: Immer wieder gibt es tragische Fallberichte über Kinder, die im Rahmen von Familienfesten ums Leben kommen. Die Gefahr liegt hier in der Annahme, ein anderer Erwachsener sei ja auch da und kümmere sich oder sehe nach dem Kind. Um dem vorzubeugen, kommt wieder die Kommunikation ins Spiel: Sprich direkt eine Person an und warte auf die Bestätigung dieser Person, dass sie sich mit ihrer vollen Aufmerksamkeit auf das Kind konzentrieren kann. Geschwister oder andere Kinder sind kein adäquater Ersatz für die Aufmerksamkeit eines Erwachsenen, da sie oft selbst ins Spiel vertieft sind, die Ausmaße eines Aufmerksamkeitsdefizits nicht einschätzen können und auch nicht sollen.

Der Begriff Sicherheitskultur hat bewusst in die Medizin Einzug gehalten und den veralteten Begriff Fehlerkultur abgelöst. Es gilt dabei, Fehler *vor* ihrer Entstehung zu vermeiden, so gut es eben geht, aber auch zu wissen, dass Fehler nun mal passieren. Keiner ist perfekt und kommt komplett ohne Unfälle durch die Baby- und Kinderzeit. Der entscheidende Unterschied liegt für mich darin, ob es ein vermeidbarer Fehler war, es an der mangelnden Vorbereitung, an mangelndem Wissen oder einer schlechten Kommunikation lag.

Merke:

Nach einem Notfall ist ein gemeinsamer Austausch über den Vorfall wichtig, um daraus als Familie oder Gruppe zu lernen und vielleicht zu erkennen, was man beim nächsten Mal zusammen besser machen kann.

Dies kann selbstverständlich nach jedem „Ereignis" passieren und nicht nur nach Notfällen. So kommt ihr einen Schritt näher an einen guten Umgang mit Notsituationen und schafft mehr Sicherheit für euer Kind und eure Familie.

Zusammengefasst

- Es lohnt sich, vorbereitet zu sein: Nicht nur Know-how ist wichtig, sondern auch eine gute Kommunikation.
- Der Umgang mit Notfällen in der Familie oder in Gruppen wird einfacher durch Übung, klare Abläufe und Listen. Beziehe auch dein Kind altersgemäß mit ein.
- Fehler passieren, es ist nur wichtig, dass sie nicht in Katastrophen enden.

2. Sicherer Babyschlaf

Meiner Erfahrung nach beschäftigt Eltern im ersten Lebensjahr ihres Kindes nichts so sehr wie der Babyschlaf. Es geht also um ein höchst emotionales Thema, das erheblich an unseren Kräften zehrt.

2.1 Plötzlicher Kindstod (SIDS)

Wenn Eltern sich über das Thema guter und sicherer Babyschlaf informieren, stoßen sie schnell auf den plötzlichen Kindstod (SIDS *Sudden Infant Death Syndrome*). Zunächst sei hier gesagt, dass es sich dabei, gemessen an den Zahlen (von den 780.000 im Jahr 2020 in Deutschland geborenen Kindern starben ca. 84 eines plötzlichen Kindstods), um ein sehr seltenes, wenngleich höchst dramatisches Ereignis handelt. Trotz der geringen Fallzahl stelle ich fest, dass es in den sozialen Medien immer mehr dramatische Schilderungen gibt, die Eltern verunsichern und Angst schüren.

Das Risiko für den plötzlichen Kindstod lässt sich durch die Gestaltung einer sicheren Schlafumgebung minimieren, gleichzeitig fördert man dadurch allgemein den Schlaf des Kindes. Was versteht man unter SIDS? Die Abkürzung bezeichnet den plötzlichen Tod eines Kindes ohne erkennbare Ursache. Am häufigsten sind Babys zwischen dem zweiten und vierten Lebensmonat betroffen. Das Syndrom wird auf der ganzen Welt beobachtet, die Forschung hat jedoch noch immer keine eindeutige Ursache herausgefunden. Auf der Suche nach biologischen Faktoren werden immer wieder neue Puzzleteile entdeckt, jedoch keine vollständige Erklärung. Es gibt auch leider noch keine allgemeine Untersuchungsmethode oder Laboruntersuchung zur Früherkennung des plötzlichen Kindstodes. Aktuell geht man von einem sogenannten multifaktoriellen Geschehen aus, das heißt einer Kombination aus verschiedenen Faktoren, von denen einzelne schon identifiziert werden konnten:

Hochrisikogruppe: (ca. 20 Prozent aller SIDS-Fälle)
- Frühgeborene (vor der 33. Schwangerschaftswoche)
- Kinder mit Geburtsgewicht unter 2000 g
- Kinder drogenabhängiger Mütter
- SIDS in der Familienanamnese
- Kinder nach einem ALTE

Die Abkürzung ALTE steht für *Apparently Life-Threatening Event* und meint eine Situation mit dem plötzlichen Auftreten von:

Notfall ALTE →112
- **Atemstillstand**
- **schlaffer Muskulatur**
- **Blaufärbung und/oder Blässe der Haut**
- **verlangsamtem Herzschlag**

Wenn diese Phänomene bei deinem Kind akut auftreten, rufe sofort den Notarzt.

Der Zustand ALTE, der früher auch *Near SIDS*, also fast plötzlicher Kindstod genannt wurde, wird dadurch definiert, dass er durch ein gezieltes Eingreifen von Eltern oder dem Rettungsdienst beseitigt werden konnte. Sollte so ein Zustand bei deinem Kind oder bei einem deiner älteren Kinder aufgetreten sein, solltest du dies unbedingt mit einem Kinderarzt besprechen. Insgesamt lässt sich nach einem plötzlichen Kindstot immer eine Kombination aus mehreren sogenannten „prädisponierenden" feststellen, das heißt also biologischen oder genetischen Faktoren, aber auch aus Faktoren, die man beeinflussen kann.

2.2 Das Risiko für SIDS minimieren

Hier kann man präventiv ansetzen. Durch die Beachtung und Umsetzung folgender Punkte können Todesfälle verringert werden:

1. Stillen
2. Schnuller
3. Im eigenen Bett schlafen, jedoch im Elternschlafzimmer
4. Kein Pucken
5. Auf dem Rücken schlafen
6. Feste Unterlage, kein Nestchen, keine Decken, sondern passender Babyschlafsack
7. Keine Überhitzung, circa 18 Grad Raumtemperatur
8. Rauchfreie Umgebung

Das Wissen, das wir heute über die sichere Schlafumgebung haben, geht auf Untersuchungen zur Atemregulation zurück. Entscheidend war die Erkenntnis, dass bei bestimmten Kindern die Aufwachschwelle (Arousal) unter Sauerstoffmangel und Kohlendioxideinfluss ansteigt, sie also später bzw. zu spät aufwachen.

 Merke:

Die Maßnahmen, die das Risiko für SIDS reduzieren, haben alle etwas gemeinsam: Sie zielen darauf, die Verlangsamung der Aufwachreflexe und die Verlegung (Einschränkung) der Atemwege, sowie die Rückatmung (Baby atmet seine ausgeatmete Luft wieder ein, bekommt kaum frische Luft und ist somit schlechter mit Sauerstoff versorgt) zu verhindern.

In der epidemiologischen (Feld-Gruppen-Betrachtung) Forschung haben sich diese Daten bestätigt. Im Detail bedeutet das für oben genannte Punkte zur Reduktion des SIDS-Risikos:

- Durch **Stillen und das Saugen am Schnuller** wird die Atem- und Kau- bzw. Mundmuskulatur des Babys trainiert. Außerdem wird dadurch ein

ständiges Aufwachen (Arousal) gefördert, das heißt: Still- und Schnul-
lerkinder schlafen weniger tief und „vergessen" daher nicht zu atmen.

- Auch das **Schlafen in der Nähe der Eltern** bringt dieses Arousal mit
  sich. Das Atemgeräusch/Schnarchen der Eltern regt das Kind zum Atmen an und es schläft weniger tief. Die Empfehlung, das Baby im eigenen Bett schlafen zu lassen, kommt daher, dass Eltern im Schlaf mit
  ihren dicken Decken gegebenenfalls das Kind unbeabsichtigt abdecken
  und somit auch wieder die Verlegung der Atemwege bedingen können.
  Daten des EU-IDB (European Injury Database) identifizieren das Elternbett sogar als die häufigste Unfallquelle für Säuglinge. Eine neuere Studie aus den USA zum Thema Familienbett zeigte jedoch auch, dass in
  99 Prozent der Fälle eine Kombination aus mehreren Faktoren vorliegt.
  Die Entscheidung für oder gegen ein Familienbett solltest du also für
  deine Familie gut abwägen und auf Basis einer breiten Informations-
  grundlage treffen. Ein Beistellbett kann hier für die ersten Monate eine
  gute Kompromisslösung sein.

- Auch das Pucken (das enge Einwickeln des Babys inklusive Hände und
  Füße in Stoff) kann durch die zu strenge Wickelung, also Enge, die
  Atembewegung des Babys behindern bzw. einschränken. Dazu gibt es
  eine aktuelle Metaanalyse, die einen deutlichen **Anstieg des Kindstod-
  risikos beim Pucken** fand, insbesondere in Kombination mit Bauch-
  oder Seitenlage.

- **Gepolsterte Materialien** oder Decken, aber auch Daunenkissen oder
  plustrige Matratzen, das Schaffell oder Nestchen mögen schön anzu-
  sehen sein, **können die Atemwege aber verlegen**, das heißt „verstop-
  fen". Aus diesem Grund wird auch das überwiegende **Liegen auf dem
  Rücken empfohlen**. Das Kind ist motorisch noch nicht so weit entwickelt, dass es sich selbstständig auf den Rücken drehen kann. In der
  Bauchlage können im schlimmsten Fall die Atemwege verlegt werden
  und das Kind kann ersticken. Deshalb sollte auch eine feste, babyge-
  rechte Matratze gewählt werden. Das SIDS-Risiko ist bei weichen Matratzen um das 6,6-Fache erhöht. In Kombination mit Bauchlage konnte
  sogar ein auf das 20-Fache erhöhtes Risiko nachgewiesen werden.

- Der **Babyschlafsack** ist eine gute Lösung zum Wärmen und eine sichere Alternative. Dieser muss aber auch passen und das Kind darf nicht

mit dem Kopf durch den Halsausschnitt durchrutschen! Weder zu groß noch zu klein und weder zu dick, noch zu dünn sollte er sein.

- Das **Risiko der Überwärmung** ist im Elternbett meist höher als im eigenen Bett. Die Luftzirkulation funktioniert zwischen zwei Erwachsenen schlechter und das Baby kann die Bettdecken der Eltern nicht selbstständig entfernen, wenn es ihm zu heiß wird. Außerdem ist die Temperaturregulation von Babys noch nicht ausgereift. Selbstverständlich sind die 18 Grad Raumtemperatur im Sommer teilweise schwierig einzuhalten. Für den sicheren Babyschlaf kommt es dabei eher auf die Körpertemperatur des Kindes an, als auf die Umgebungstemperatur. Die des Kindes kann man regelmäßig überprüfen und selbst einschätzen.

Expertentipp

Am besten testet man die Temperatur des Kindes mit der eigenen Hand zwischen den Schulterblättern des Kindes. Merkt man, dass das Kind am Rücken verschwitzt ist, ist es zu warm angezogen. Teste also nicht an den Händchen oder Füßchen, sondern zentral am Körper.

- Wenn das Kind zu warm oder zu kalt ist, genügt es meist, ihm eine zusätzliche Schicht Kinderkleidung an- oder auszuziehen. Man kann auch eine andere Dicke des Schlafsackes wählen (sogenannte TOG-Einheiten geben an, welcher Schlafsack zu welcher Zimmertemperatur passt). Insbesondere beim Spazierengehen im Sommer solltest du darauf achten, dass dein Baby nicht überwärmt. Das Verdecken des Kinderwagens mit Tuch oder Jacke kann einen Hitzestau verursachen (siehe auch Thema Hitzschlag).

 ### Merke:

- Die Temperatur der Händchen und Füßchen des Kindes ist nicht aussagekräftig.
- Überprüfe lieber selbst öfter die Temperatur, als dich starr an Vorgaben zur Raumtemperatur oder zur TOG-Einheit zu halten!

Alles in allem rate ich: Orientiere dich an den eigenen Schlafgewohnheiten. Niemand möchte gerne bei minus zehn Grad neben einem offenen, zugigen Fenster schlafen, ebenso wenig wie bei 35 Grad neben der Heizung, am besten noch mit Mütze.

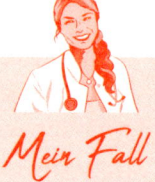

Mein Fall

Als Notärztin wurde ich einmal zu einem Babynotfall gerufen. Es handelte sich Gott sei Dank „nur" um einen ALTE. Aber auch das war für die gesamte Familie höchst dramatisch. Was war passiert? Die Eltern hatten ihrem Kind extra ein vermeintlich gemütliches Nest gebaut, in dem sie mehrere Latten aus dem Lattenrost genommen und darüber ein Spannbetttuch gezogen hatten. Das Baby lag so in einer Art Hängematte, jedoch circa 20 Zentimeter tiefer als die Eltern. Diese bekamen wohl nichts von der Überhitzung und dem Überdecken des Babys durch ihre Decken mit. Zum Glück bemerkten sie aber nachts eine Art Röcheln und Atempausen bei ihrem Baby, weckten das überhitzte Kind auf und riefen uns. Ende der Geschichte: Dem Kind wurde dadurch rechtzeitig geholfen.

- Kinder sind besonders anfällig für die Giftstoffe im **Zigarettenrauch**. Ein Kind atmet in einem verqualmten Raum pro Stunde so viele Schadstoffe ein, als würde es selbst eine Zigarette rauchen. Wenn es täglich „mitrauchen" würde, hätte es in kurzer Zeit das Gift von einigen hundert Zigaretten zu sich genommen. Ein verminderter Atemantrieb und damit ein erhöhtes Risiko für den plötzlichen Kindstod gehen damit ebenso einher wie ein erhöhtes Krebsrisiko und eine größere Infektanfälligkeit im gesamten weiteren Leben (Mittelohrentzündungen, Husten, Lungenentzündung und Bronchitis, Asthma und Allergien). Bereits das Rauchen der Mutter während der Schwangerschaft lässt das Risiko für SIDS ansteigen, neben zahlreichen weiteren negativen Folgen.
- Zum Schlafen in der Nähe der Eltern sei noch Folgendes gesagt: Neben der positiven **Aufwachreaktion durch die elterlichen Geräusche**

erhöht das Schlafen bei den Eltern auch die Wahrscheinlichkeit, dass diese einen Notfall oder ALTE-Vorfall bemerken. Ich distanziere mich deshalb auch ganz klar von „Einschlaftrainings" auch in immer neuer, vermeintlich „sanfter" Verpackung, und der Methode, das Kind allein im eigenen Zimmer schreien zu lassen. Es gibt zum Glück viele empfehlenswerte Bücher zum Thema Schlaf und neue Ansätze und liebevollere Alternativen. Auch wenn ich verstehen kann, dass Eltern mitunter einen Zustand der Erschöpfung erreichen, in dem ihnen jedes Mittel recht erscheint. Die kindliche Bindung und das Sicherheitsbedürfnis unserer Schützlinge stehen für mich immer an erster Stelle. Gegebenenfalls muss man sich in seiner Verantwortung als Eltern professionelle Hilfe oder Unterstützung nach Hause holen, um seine eigenen Energiereserven wieder aufzufüllen.

In der Akutsituation ist das vielleicht nur ein schwacher Trost, aber es gilt dennoch: Jedes Kind kann bereits schlafen und wird auch irgendwann durchschlafen! Nur der Zeitpunkt ist sehr individuell. Ich fieberte dem magischen ersten Geburtstag unseres Kindes entgegen, da mir gesagt worden war, dass die Schlafprobleme dann aufhören, musste jedoch feststellen, dass Bedürfnisse sich eben nicht an einem Datum orientieren.

Noch ein Hinweis zur Vorbeugung von SIDS: Eltern werden heute Produkte angeboten, die Kinder technisch überwachen und das Risiko minimieren sollen. Diese Geräte bieten jedoch niemals hundertprozentigen Schutz, im Gegenteil: Sie wähnen Eltern in einer falschen Sicherheit, können Fehlfunktionen oder Betriebsstörungen haben oder die Eltern zum Beispiel durch einen Fehlalarm unnötig in Schrecken versetzen. Sollte ein Überwachungsgerät wirklich notwendig sein, wird dies vom Kinderarzt oder den Kinderärzten im Krankenhaus empfohlen und verordnet und ist ein medizinisch getestetes und freigegebenes Gerät. Auch diese Geräte sind jedoch nicht völlig frei von Störungen oder Fehlermeldungen. Es braucht in jedem Fall uns Eltern.

2.3 Babyschlaf aus unfallchirurgischer und orthopädischer Sicht

Als Fachärztin für Unfallchirurgie und Orthopädie möchte ich zum Thema Sicherheit und Babyschlaf noch ein paar weitere Aspekte ergänzen: das Krankheitsbild des Plattkopfes und die Hüftentwicklung des Säuglings.

Plattkopf

Ein verformter Kopf ist nicht nur ein kosmetisches Problem, sondern kann sich auch negativ auf die Körperhaltung, Motorik und die Wahrnehmung des Säuglings auswirken. Da das Baby beim Umdrehen immer auf die flachere Kopfseite fällt, können Entwicklungsverzögerungen entstehen. Auch Asymmetrien der Wirbelsäule und Verspannungen sind eine mögliche Folge. Wie kann der Plattkopf entstehen? Der kindliche Schädel ist noch weich und leicht verformbar. Die Knochennähte sind noch nicht verschlossen, damit das Hirn wachsen kann. Wenn Babys viel auf dem Rücken schlafen, entwickelt sich mitunter eine Abflachung des Hinterkopfs. Aber auch bei Kindern, die bevorzugt auf einer Seite schlafen, verformt sich dieser manchmal. Wichtig ist es deshalb, das Kind tagsüber immer wieder umzulagern. Ein Säugling sollte auch einige Zeit auf dem Bauch liegen, jedoch nur unter Beobachtung und im wachen Zustand!

Normaler Schädel   Asymmetrisch abgeflachter
                                        Hinterkopf

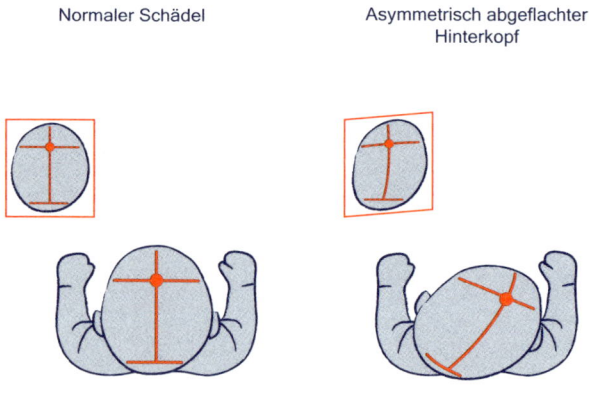

Schlafen auf dem Rücken

Auch für die Hüftentwicklung ist die „Bauchzeit" extrem wichtig, ebenso das Tragen in einem Tragetuch. Hierbei nehmen die Kinder die sogenannte Anhock-Spreizstellung ein, in der sich die Hüfte in ihrer Beckenkuhle optimal formen kann. Damit hängt ursprünglich auch die Empfehlung zusammen, das Baby vermehrt in Bauchlage schlafen zu legen. Man hat jedoch erkannt, dass es dabei durch die Verlegung der Atemwege vermehrt zu Fällen von plötzlichem Kindstod kam. Aus diesem Grund wird heute das Schlafen auf dem Rücken dringend empfohlen. Die Hüftentwicklung des Kindes wird auch bei den U-Untersuchungen mithilfe eines Ultraschalls kontrolliert, um gegebenenfalls frühzeitig gegensteuern. Deswegen möchte ich dir noch mal die regelmäßigen Vorstellungen beim Kinderarzt sehr ans Herz legen (siehe U-Untersuchungen auf Seite 169).

Risiko Hochbett

Aus unfallchirurgischer Sicht möchte ich noch etwas zum Hochbett sagen: Zu empfehlen ist nur ein Bett, aus dem ein Kind selbst rein- und rausklettern kann, da es bereits beim Sturz aus einem normalen Bett zu schweren Verletzungen kommen kann. Die Größe des Kindes ist dabei ein guter Maßstab: Alles oberhalb der Körpergröße kann im Fall eines Sturzes extreme Unfallfolgen haben. Der Sturz vom Wickeltisch beispielsweise ist vergleichbar mit dem eines Erwachsenen aus drei Metern Höhe. Sinnvoller ist ein Bodenbett, das auch die motorische Entwicklung des Kindes unterstützt, weil es rein- und raussteigen muss. Ein Hochbett ist selbst bei größeren Kindern gefährlich, da man im Schlaf und während tiefer Träume unbewusst starke Bewegungen macht und so aus dem Bett stürzen kann. Gefährliche Brüche und Kopfverletzungen können die Folge sein. Als Kompromiss kann man weiche Bodenmatten oder eine extra Matratze vor das Bett legen.

Abschließend bleibt zum sicheren Baby- und Kinderschlaf zu sagen, dass es – wie so oft im Leben – auf das Ermessen der Eltern ankommt und hier nur allgemeine Empfehlungen gegeben werden können. Eine individuelle Situation bedarf auch individueller Lösungen und wie so oft das richtige Maß!

Zusammengefasst

- Neunzig Prozent der SIDS-Fälle können verhindert werden, wenn Eltern und Betreuende auf einen sicheren Babyschlaf achten.
- Frage dich: Wie würde ich selbst gut und gerne schlafen?
- Sicherer Schlaf vermeidet Unfälle und unterstützt die gesunde Entwicklung deines Kindes.

3. Sicher essen und trinken

Wenn wir uns mit dem sicheren Stillen, Füttern und Trinken beschäftigen, sollten wir uns zunächst mit der natürlichen Entwicklung eines Kindes auseinandersetzen. Auch alle anderen betreuenden Personen, insbesondere in Kindertagesstätten, Kindergärten und Krippen, sollten darüber informiert sein, wann Kinder „genug" gegessen haben und was „sicheres" Essen und Trinken bedeutet.

3.1 Perzentilen

Sogenannte Perzentilen sind hierbei ein wichtiges und einfaches Werkzeug. Eine Perzentile ist ein statistisches Maß und beschreibt die Standardabweichung im Vergleich zu einem Kollektiv an Kindern. Perzentilen werden zur Messung von Größe, Gewicht, Umfänge und Entwicklung benutzt. Das bedeutet: Wenn dein Kind bezogen auf sein Gewicht auf der 10. Perzentile liegt, sind 90 Prozent der Kinder schwerer und 10 Prozent der Kinder leichter. Das allein muss noch gar nichts bedeuten. Auch nicht, dass dein Kind sich am unteren oder oberen Ende der Skala befindet bzw. „besser" oder „schlechter" entwickelt ist als die anderen. Stell dir die Perzentile lieber als eine persönliche Kurve deines Kindes vor, anhand derer du seine Entwicklung überblicken kannst, und vergleiche sie nicht mit anderen. Es geht darum, ob das Kind seiner eigenen Kurve treu bleibt. Deshalb ist es wichtig, dass du dein Kind regelmäßig beim Kinderarzt vorstellst und es im Rahmen der U-Untersuchung (siehe Seite 169) gewogen und gemessen wird, da nur so Entwicklungsverzögerungen und Probleme erkannt werden können.

Auffällig ist, wenn es zu einem sogenannten Kreuzen der Perzentile kommt. Das bedeutet beispielsweise: Das Kind lag mit seinem Gewicht immer auf einer bestimmten Kurve und nahm kontinuierlich zu, ist nun jedoch leichter als zuvor. Das bedeutet, die Messpunkte fallen unterhalb der Linie ab, kreuzen also nach unten.

Zwei exemplarische Perzentilen

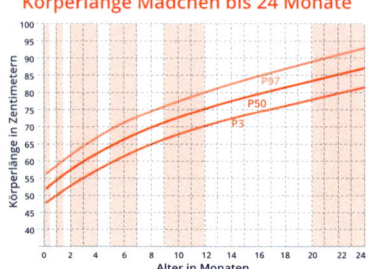

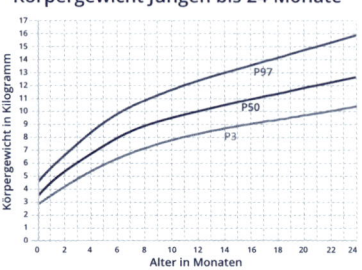

Fällt so etwas auf, gilt es, zunächst Ruhe zu bewahren. Es handelt sich nicht um einen Notfall, du solltest jedoch zeitnah beim Kinderarzt einen Termin zur Klärung vereinbaren. Kleinere Schwankungen sind normal, da das Wachstum insbesondere im ersten Lebensjahr in Schüben verläuft. Deshalb gibt es in diesem Zeitraum auch häufiger U-Untersuchungen. Größere Schwankungen bedürfen einer Nachkontrolle. Dabei werden Fragen wie diese geprüft: Warum ist das Kind zu klein oder zu leicht? Gibt es eine Essstörung oder eine Allergie? Müssen gegebenenfalls ärztliche Maßnahmen getroffen werden oder weitere Untersuchungen stattfinden? Die Ärzte sind veranlasst, genauer hinzusehen und gegebenenfalls auch etwas zu unternehmen.

Das bedeutet nicht, dass du dein Kind ständig wiegen und messen musst. Jede Entwicklung verläuft individuell. Mach dir bewusst, dass die Perzentilen ein wichtiges Maß sind und auch bei Notfällen oder Problemen (Stillprobleme, Schlafprobleme, Schreibabys) zur Bewertung der Entwicklung und zur Einschätzung der möglichen Ursachen dienen. Die Frage nach dem Gewicht wird immer kommen. Nicht zuletzt interessiert uns Ärzte dieses natürlich auch, weil die meisten Medikamente im Kindesalter gewichtsdosiert gegeben werden.

 Merke:
Die Größe und das Gewicht deines Kindes solltest du immer wissen!

3.2 Wie viel und was muss mein Kind essen?

Der Säuglings- und Kinderernährung wurden in den letzten Jahren glücklicherweise wieder mehr Aufmerksamkeit geschenkt. Es ist durchaus sinnvoll, sich einmal mit den Themen Vitaminzufuhr und Inhaltsstoffe von Lebensmitteln zu beschäftigen, insbesondere wenn man eine vegane oder vegetarische Ernährung wählt. Es ist jedoch nicht nötig, akribisch Listen und Tagebuch über die Mengen zu führen, die ein Kind zu sich nimmt, oder sich permanent Gedanken darüber zu machen, ob ein Kind zu viel oder zu wenig Obst oder den richtigen Joghurt gegessen hat. Ein natürliches Essverhalten fördert man vielmehr, indem man seinem Kind ohne Druck immer wieder Verschiedenes anbietet. Dabei darf und kann alles auf dem Speiseplan stehen, unter Umständen manches eben nur in Maßen. Vorsicht ist natürlich aus verschiedenen Gründen bei Salz, Eiweiß oder Süßigkeiten geboten. (Das Thema gefährliche Lebensmittel wird später im Buch gesondert behandelt.)

Wer sich zu dem Thema einmal grundlegend informieren möchte, dem empfehle ich das Optimix®-Konzept. (Optimix® ist die Abkürzung für „Optimierte Mischkost".) Das Konzept fußt auf den heutigen wissenschaftlichen Standards über die Ernährung von Kindern und berücksichtigt die in Deutschland üblichen drei Haupt- und zwei Zwischenmahlzeiten. Der Ernährungsplan enthält realistische Essensvorschläge, selbst Fast Food und Süßigkeiten sind ab und zu erlaubt, außerdem gibt es Tabellen mit Mengen- und Grammangaben. Ein grober Überblick lohnt sich, insbesondere, wenn beim Kind Allergien, chronische Erkrankungen oder spezielle Ernährungsformen bekannt sind. Trotzdem sind auch dies nur Vorschläge, die nicht das individuelle Kind berücksichtigen. Hinzu kommt, dass Kinder – genauso wie wir – abhängig von ihren Aktivitäten oder ihres Wachstums einen unterschiedlichen Nährstoffbedarf haben. Alles schwankt täglich, und du kannst schlichtweg nicht genau wissen, was und wie viel dein Kind heute braucht! Fördere lieber seine Intuition und unterstütze es dabei, ein Gefühl für Hunger und Durst zu entwickeln. Und rechne damit, dass es immer wieder Phasen geben wird, in denen seine Nahrung vorwiegend – vielleicht sogar tagelang – aus Nudeln mit Tomatensoße besteht. Verzweifle dann nicht, sondern biete weiterhin abwechslungsreiche und ausgewogene Ernährung an. Vertrau hier auf dein Bauchgefühl – aber auch auf das deines Kindes.

3.3 Beikostreife

Allen Eltern stellt sich irgendwann die Frage, wann sie mit dem „richtigen" Essen beginnen sollen. Der Begriff „Beikost" ist ganz bewusst gewählt, da das Familienessen nebenbei eingeführt wird, also parallel zum Stillen oder zur Formulaernährung (Ersatzmilch oder Milchpulver).

 Merke:
Die Weltgesundheitsorganisation (WHO) empfiehlt, Säuglinge sechs Monate lang ausschließlich zu stillen und danach bei paralleler Einführung geeigneter Beikost zwei Jahre lang weiter zu stillen und darüber hinaus so lange, wie es Mutter und Kind wünschen.

Grundsätzlich gilt, dass die Einführung der Beikost sich nicht nach einem starren zeitlichen Plan, sondern nach der individuellen Reife des Kindes richten sollte. Entgegen vieler veralteter Meinungen ist es nämlich nicht so, dass plötzlich bestimmte Enzyme im Darm oder Magen gebildet werden und wir deshalb mit der Gabe von Karotten oder dem Abendbrei anfangen sollten. Im Fall von Allergien kann es einen anderen Fahrplan geben, den man mit dem Kinderarzt besprechen sollte. Achte bei deinem Baby lieber auf Zeichen, die darauf hinweisen, dass es reif für die Beikost ist. Diese werden im Allgemeinen so definiert:

Beikostreifezeichen

- Das Kind hat den Zungenrückstoßreflex weitestgehend verloren. Dies kannst du ganz leicht testen, indem du einen Löffel an seine Lippen bringst. Schiebt es den Löffel immer mit der Zunge gleich aus dem Mund heraus, ist das Kind noch nicht so weit.
- Dein Kind sollte aufrecht sitzen und seinen Kopf selbstständig halten können: Diese Haltung sorgt beim Essen für mehr Sicherheit. Die Spei-

se- und Luftröhre, die eng beieinanderliegen, sind so gestreckt, und es besteht ein geringeres Risiko, dass das Kind etwas verschluckt.

- Außerdem sollte das Kind Interesse am Essen haben und es selbst greifen, festhalten und zum Mund führen können. Am Familientisch zu sitzen und das Essen der „Großen" auszuprobieren, ist eine wichtige Erfahrung, sollte aber nicht ab einem bestimmten Alter erzwungen werden.

Wenn Eltern ihr Kind beim Essen stark kontrollieren oder sogar Zwang ausüben, kann es passieren, dass sich das Kind – wenn es noch nicht so weit ist – vermehrt verschluckt und außerdem kein natürliches Gefühl für „hungrig", „durstig" und „satt" ausbildet. Essen ist am Anfang eher ein spielerisches Ausprobieren. Das Kind kommt zum ersten Mal mit Nahrung in anderen Farben und Konsistenzen in Kontakt und muss sich daran gewöhnen. Bleib cool, bleib dran und biete immer wieder etwas an.

Gefahren durch Lebensmittel

Die Liste der für Säuglinge, Babys und Kleinkinder gefährlichen Lebensmittel ist sehr lang. Unterscheiden kann man grob zwei Überkategorien:

1. Lebensmittel, die giftig sind.
2. Lebensmittel, die gefährlich sind.

Giftige Lebensmittel

Hier sei an erster Stelle **Honig** erwähnt. Dieser ist ein nicht gekochtes Lebensmittel und kann Botulinumtoxine (von allgemein vorkommenden Bakterien aus der Natur) enthalten, die der Magen-Darm-Trakt von kleinen Kindern noch nicht bekämpfen kann. Es kann daher zu einem sogenannten Neugeborenenbotulismus kommen (übrigens auch durch Ahornsirup und Maissirup). Diese Krankheit ist eine Muskellähmung und kann tödlich verlaufen. Bis zum ersten Geburtstag sollte deshalb keinerlei Honig gegeben werden, auch nicht in Tees oder verkocht. Kinder mit Verdacht auf Botulismus werden auf der Intensivstation überwacht und gegebenenfalls beatmet.

Alkohol ist auch in verkochter Form nicht nur ein Nervengift und schädlich für die Gehirnentwicklung, es kann auch mit der Zeit zu einem

Gewöhnungseffekt an den Geschmack von Alkohol und so zur Normalisierung führen. Dies sollte unbedingt vermieden werden.

  Merke:

Sollte dein Kind Honig oder Alkohol in großen Mengen zu sich genommen haben, muss eine Vorstellung in einer Notaufnahme bzw. Kinderambulanz oder beim Notarzt erfolgen! →112 bzw. Giftnotruf siehe Seite 206
Bei zusätzlichen Symptomen wie Durchfall, Erbrechen, Verstopfung, Trägheit, kein Trinkwunsch, Lethargie und einem schweren Kopf, rufe den Notarzt.

Gefährliche Lebensmittel
Dazu gehören solche, die von Kindern leicht **verschluckt** werden können. Das sind zum Beispiel Beeren oder Nüsse in ganzer Form. In passierter Form sind sie hingegen ungefährlich und nährstoffreich. Auch prallelastische Lebensmittel sind leicht zu verschlucken, dazu gehören zum Beispiel Cocktailtomaten, Trauben, Beeren und andere kleine Südfrüchte. Am besten viertelt man diese, dann können auch Kinder sie gut essen.

Salz: Bei Kindern unter einem Jahr sollte man den Salzkonsum auf unter 1 Gramm pro Tag beschränken, da es die Nieren belasten kann. Auch ab dem Alter von einem Jahr sollten Kinder nicht mehr als 2 g Salz täglich verzehren. Aber Achtung: In vielen Fertigprodukten (Wurst, Käse, Backwaren) ist deutlich mehr Salz enthalten.

Auch **rohe Lebensmittel** und rohe tierische Produkte gehören zu den für Babys und Kleinkinder gefährlichen Lebensmitteln. In ihnen können sich mehr Bakterien und Krankheitserreger als in erhitzten Lebensmitteln befinden. Da das kindliche Immunsystem im Magen-Darm-Trakt noch nicht ausgereift ist, können die Kleinsten das noch nicht wegstecken, und es kann zu lebensgefährlichen Infektionen kommen. Zu diesen Lebensmitteln gehören Rohmilchprodukte (Käse), rohes Fleisch (Rohschinken, Salami, Mett, Wild, rosa Steak), rohe Eier (Tiramisu), roher Fisch, Muscheln, Sushi und übrigens auch Tiefkühlbeeren (sie sind nicht erhitzt, sondern meist nur schockgefrostet). Trotzdem besteht kein Grund zur Panik, wenn dein Kind mal etwas Rohes erwischt hat. Sei dir einfach bewusst, dass die Infektionsgefahr höher ist. Dasselbe gilt übrigens für selbst hergestellte Formulanahrung – ein besorgniserregender neuer Trend. In deiner Küche kannst du niemals die strengen Hygieneregeln einer spezialisierten Herstellung garantieren.

Merke:
Was für Schwangere tabu ist, ist auch für Babys und Kleinkinder tabu.

3.4 Verschlucken und Ersticken

Ein großes Thema bei den Essanfängern ist das Verschlucken von Lebensmitteln. Gerade zu Beginn passiert es aufgrund des Würgereflexes und des Zungenstoßreflexes noch öfter. Hinzu kommt, dass Speise- und Luftröhre ganz nah beieinanderliegen und bei kleinen Kindern einen sehr geringen Durchmesser haben. Als grobes Maß für den Durchmesser der Luftröhre gilt bei Erwachsenen wie Kindern der kleine Finger. Und der ist bei Kindern wirklich winzig klein! Selbst kleinste Dinge können den Atemweg des Kindes verschließen und so zu Atemnot bis hin zum Ersticken führen (siehe auch Seite 107 Notfall Fremdkörperaspiration/Ersticken). Aber auch größere Gegenstände können, wenn sie verschluckt werden, dieses Luftloch abdichten oder blockieren.

Merke:
Alle Gegenstände, die durch eine Klorolle passen, können den Atemweg komplett verlegen, das heißt abdichten!

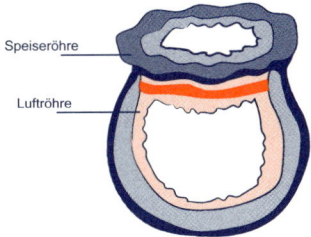

Speiseröhre

Luftröhre

Und ja, das ist wirklich viel. Deshalb sollte der Erwachsene parat sein und wissen, was zu tun ist. Eine gute Idee ist es, die Beikost zu zweit einzuführen. Wenn sich das Kind verschluckt, braucht es sofort Unterstützung und Hilfe. Am besten nimmst du es sofort aus dem Hochstuhl, stellst es hin oder hebst es gegebenenfalls hoch, damit es gut abhusten kann. So unterstützt du dein Kind beim sogenannten *einfachen Verschlucken mit effektivem Husten*:

- Das Kind hat sich verschluckt, hustet oder räuspert sich und scheint dabei im Großen und Ganzen entspannt und ruhig zu sein.
- Es hustet und atmet normal weiter, spricht oder weint vielleicht, zeigt aber keine Anzeichen von Luftnot? Dann unterstütze es beim Abhusten, bleib ruhig und beobachte das Kind und den Husten weiter. Diese Art von Verschlucken wird passieren und ist völlig normal. Lass das Kind einfach weiter in Ruhe abhusten.

Das *ineffektive Husten bzw. drohende Ersticken* erkennst du daran:

- Das Kind macht keinen Mucks mehr und ringt nach Luft.
- Es greift sich vielleicht sogar an den Hals, versucht zu atmen, öffnet den Mund, reißt die Augen auf und wirkt panisch, das Ganze aber meist ohne Geräusche.
- Das Gesicht und die Lippen verfärben sich blau → Sauerstoffmangel!
- Das Kind wird bewusstlos.

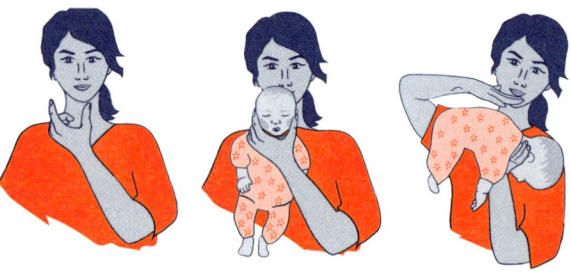

Beobachtest du bei deinem Kind einen ineffektiven Husten, liegt ein Notfall vor und du musst sofort eingreifen: Lege dein Kind mit einem C-Griff unter dem Kinn kopfüber nach vorne (siehe Abbildung) und versuche, das Lebensmittel mit fünf kräftigen Schlägen zwischen die Schulterblätter herauszuklopfen. Die Schwerkraft hilft dir bei der Kopfüberlagerung, das Lebensmittel nach unten zu bringen.

Dass es durch verschluckte Lebensmittel wirklich zu einer Atemnot oder einem Atemstillstand kommt, ist selten. Sollte dies der Fall sein, musst du zu Reanimationsmaßnahmen übergehen. Wähle außerdem schnellstmöglich den Notruf. Deshalb empfehle ich, nach Möglichkeit bei der Einführung von fester Nahrung am Anfang als Erwachsene zu zweit zu sein.

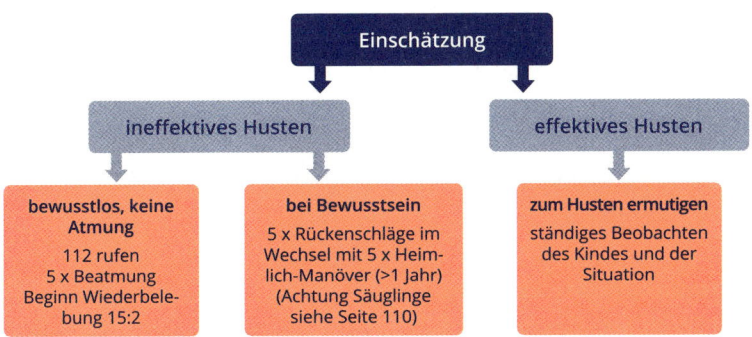

Manche Kinder bekommen bei sehr schleimigen Lebensmitteln einen Würgereiz, etwa bei Stückchen von überreifen Mango oder Avocado. Anderen Kinder fällt es schwerer, trockene oder krümelige Lebensmittel zu schlucken, wie zum Beispiel selbst gemachte Hafer- oder Couscous-Riegel. Du kannst am besten entscheiden, womit dein Kind zurechtkommt, wichtig ist, dass du es aufmerksam begleitest und beim Essen genau beobachtest. Achte auf seine Bedürfnisse und Vorlieben. Das kann anfangs für den Koch oder die Köchin frustrierend sein. Ich weiß, wovon ich spreche ...

3.5 Wasservergiftung

Vielleicht bist du im Zusammenhang mit den Themen Trinken und richtige Trinkmenge auf das Phänomen der sogenannten Wasservergiftung gestoßen, das ich hier erklären möchte: Wenn Babys und kleine Kinder noch voll gestillt werden, holen sie sich genug Flüssigkeit über die Muttermilch. Auch in der Phase der Beikosteinführung bedürfen gestillte Kinder keiner besonderen Trinkmenge, das gilt sogar bei immenser Hitze oder wenn sie Fieber haben.

Das Problem bei übermäßigem Trinken ist die sogenannte Zellschwellung. Wasser oder Tee haben eine zu niedrige Osmolalität (Anteil gelöster Teilchen in der Substanz, so auch Salze), was bei hohen Mengen zu einer Elektrolyt- und Wasserverschiebung und letztlich zu einem Platzen der Zellen führen kann. Dies kann sogar bis zum Tod führen, da eine Hirnschwellung entstehen kann, die sich nicht rückgängig machen lässt. Jedes Jahr kommt es im Sommer zu Fällen von Wasservergiftung bei Babys, Kindern und Jugendlichen.

Wenn wir große Mengen Wasser in kurzer Zeit trinken, also beispielsweise mehr als drei Liter in einer Stunde, kann es sogar für Erwachsene kritisch werden.

Notfall Wasservergiftung →112
Fällt dir auf, dass dein Kind:
1. eine niedrige Körpertemperatur unter 36 Grad hat?
2. ein geschwollenes Gesicht hat?
3. Symptome wie Erbrechen, Schläfrigkeit, Zuckungen, Lethargie, schlechte Koordination, Erbrechen, Krampfanfälle, Muskelkrämpfe oder ungewöhnlich klaren Urin zeigt?
4. Und hat dein Kind zum Beispiel im Sommer literweise Wasser angeboten bekommen (vielleicht aus Unwissenheit), obwohl es voll gestillt wird?
Dann kann dies auf eine Wasservergiftung hinweisen!

Trinken richtig anbieten

Sobald dein Kind drei Mahlzeiten voll mitisst, solltest du ihm immer wieder kleinere Mengen Wasser in einem normalen Trinkgefäß anbieten. Damit meine ich einen kleinen Becher oder eine Tasse. Es eignen sich zum Beispiel Espressotassen und Schnapsgläser (nicht zu dünnes Glas/Porzellan wegen der Bruchgefahr). Selbst ein Säugling kann daraus bereits Wasser „schlabbern". Stelle das kleine Trinkgefäß mit anfangs 20 Milliliter Wasser zur Beikost auf den Tisch. Dein Kind wird sich ganz natürlich melden, wenn es Durst oder Hunger hat, und aus eigenem Antrieb trinken wollen, sofern keine chronische Erkrankung vorliegt. Natürlich schadet es nicht, wenn du im Hochsommer einen Dreijährigen mal ans Trinken erinnerst und etwas anbietest. Eine strikte Reglementierung oder Zwang sollte man dabei aber nicht aufbauen!

„Normale" Trinkmengen (pro Tag):

Bis 3 Jahre:	820 ml
4–6 Jahre:	940 ml
7–9 Jahre:	970 ml
10–12 Jahre:	1170 ml

Vergiss nicht, dass dies reine Flüssigkeitsmengen sind. Auch Nahrung enthält Wasser, insbesondere Obst und Gemüse. Abschließend möchte ich betonen: Kinder (ohne chronische Erkrankung) verhungern oder verdursten nicht, wenn ihnen regelmäßig etwas angeboten wird. Nimm den Druck für alle raus!

 Merke:

- Bleibe beim Thema Ernährung möglichst entspannt.
- Dein Kind isst und trinkt genug nach Bedarf und Vorlieben.
- Kinder haben einen natürlichen Drang zu essen und zu trinken, wenn sie Hunger und Durst haben. Unterstütze sie dabei, ihre Bedürfnisse kennenzulernen.

3.6 Verdauung, Ausscheidung und Sauberwerden

Die Verdauung und Ausscheidung bei kleinen Kindern und Babys ist ein faszinierender Prozess, der sich im Laufe der Entwicklung verändert. Bereits im Mutterleib funktionieren die Nieren schon, und der Urin ist Teil des Fruchtwassers. In den ersten Lebensmonaten spielen dann meist Muttermilch oder Säuglingsnahrung eine entscheidende Rolle bei der Ernährung und somit auch bei der Verdauung und Ausscheidung. Babys haben noch unreife Verdauungssysteme, was die gesunde Bakterienbesiedelung, aber auch die Größe angeht. Der Magen ist noch klein und produziert weniger Verdauungssäfte als bei Erwachsenen. Außerdem ist der Darmtrakt bei Babys und kleinen Kindern noch empfindlich und kann auf bestimmte Nahrungsmittel sensibel reagieren. Auch die natürliche Besiedlung mit Bakterien ist bei den Kleinen noch nicht abgeschlossen bzw. überhaupt noch nicht vorhanden.

Wenn du dir Fragen zur Verdauung und Ausscheidung deines Kindes stellst oder dir Sorgen machst, rate ich dir, das Kind erst mal zu beobachten. Bei Auffälligkeiten kannst du ein paar Tage Tagebuch führen (geht auch per App), um zu sehen, ob dich dein subjektives Gefühl trügt oder wirklich etwas vorliegt (zum Beispiel Durchfall nach bestimmten Lebensmitteln). Dann solltest du mit dem Kinderarzt sprechen.

Bristol-Stuhlformen-Skala
Die Bristol-Stuhlformen-Skala (entwickelt an der Universität Bristol) hilft dir dabei, die Ausscheidungen deines Kindes hinsichtlich ihrer Konsistenz zu beurteilen.

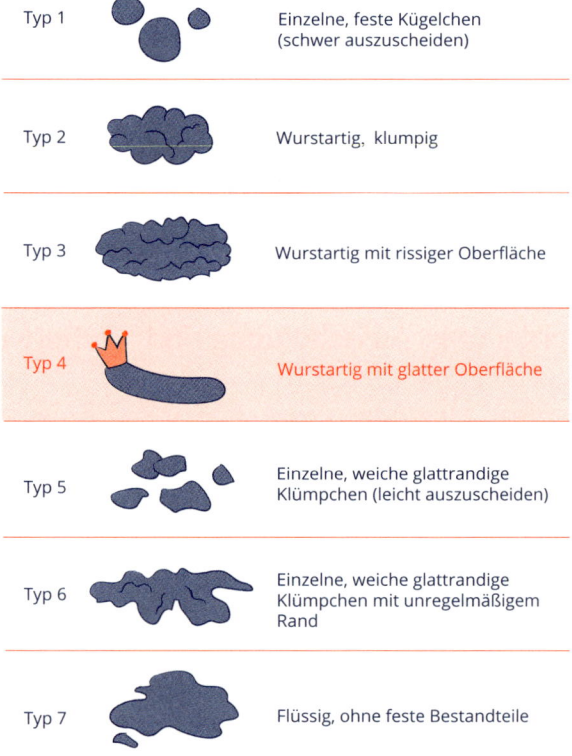

Typ 1		Einzelne, feste Kügelchen (schwer auszuscheiden)
Typ 2		Wurstartig, klumpig
Typ 3		Wurstartig mit rissiger Oberfläche
Typ 4		Wurstartig mit glatter Oberfläche
Typ 5		Einzelne, weiche glattrandige Klümpchen (leicht auszuscheiden)
Typ 6		Einzelne, weiche glattrandige Klümpchen mit unregelmäßigem Rand
Typ 7		Flüssig, ohne feste Bestandteile

Bei welcher Stuhlfarbe zum Arzt?

Stuhlfarbe	Ursache	Was tun?
Schwarz	Bei Neugeborenen, die jünger als eine Woche alt sind, ist der schwarze Stuhl normal. Er wird auch Mekonium oder Kindspech genannt. Dann sollte die Farbe allmählich auf Gelb wechseln.	Bei Neugeborenen kannst du Ruhe bewahren, nach ein paar Tagen sollte der schwarze Stuhl verschwinden. Bei älteren Kindern: Sprich mit deinem Arzt!
Gelb	Gelb ist die normale Farbe des Stuhls eines gestillten Babys. Bei Kindern, die mit Formula ernährt werden, ist der Stuhl auch gelb, jedoch etwas fester und dunkler.	Normal, du musst nichts tun.
Heller, lehmfarbener, entfärbter oder sogar weißer Stuhl	Achtung! Dahinter kann eine schwerwiegende Erkrankung der Leber oder Galle stecken.	Sprich zeitnah mit deinem Kinderarzt.
Grün	Die grüne Färbung hängt in der Regel mit Gemüse oder Eisenpräparaten zusammen. Auch Lebensmittelfarbe in Blau oder Grün kann grünen Stuhl bewirken.	Sieh dir die Ernährung deines Kindes an, passt sie dazu, ist alles in Ordnung. Kannst du dir keinen Reim auf den grünen Stuhl machen, dann sprich bitte mit deinem Kinderarzt.
Rot	Achtung! Hier kann es sich um Blut aus dem unteren Verdauungstrakt oder um verschlucktes Blut handeln. Bei älteren Kindern können Früchte oder Rote Beete daran schuld sein. Bei Neugeborenen kann aufgrund der hormonellen Veränderung nach der Geburt manchmal eine Blutung aus der Vagina auftreten und die Windel rot färben.	Sollten Lebensmittel als Ursache ausgeschlossen sein, rufe bitte heute noch bei deinem Kinderarzt an oder in einer Kinderambulanz.

Entscheidend sind beim Thema Verdauung immer Farbe, Konsistenz und Häufigkeit des Urins und des Stuhls und dass dein Kind regelmäßig eine nasse und volle Windel hat beziehungsweise aufs Klo geht – ohne

Schmerzen oder sonstige Auffälligkeiten. Aufmerksam werden sollten Eltern immer dann, wenn sich Urin- und Stuhlfarbe oder die Häufigkeit oder Konsistenz ändern. Manchmal bemerken Eltern auch einen auffällig riechenden Kot oder Urin oder dass die Kinder Schmerzen oder Wunden haben.

Bei welcher Urinfarbe zum Arzt?

Urinfarbe	Ursache	Was tun?
Weiß bzw. durchsichtig	verdünnt, zuletzt viel getrunken	nichts, normal
Blasses Gelb	ideale Farbe	nichts, normal
Dunkelgelb bis braun	konzentriert, zu wenig getrunken, kann mit chronischer Erkrankung zusammenhängen	Mehr Flüssigkeit anbieten, wenn keine Veränderung eintritt, solltest du einen Arzttermin ausmachen.
Rot	kann von roten Lebensmitteln herrühren (rote Beete) oder Blut sein (bei Neugeborenen: Blutung aus der Vagina, s. o.)	Arztbesuch zeitnah
Grün	häufig ausgelöst durch Arzneimittelstoffe, Multivitaminpräparate	Arztbesuch
Blau	häufig ausgelöst durch Arzneimittelstoffe, Multivitaminpräparate	Arztbesuch

Sauber und trocken werden

Kinder werden in der Regel ganz von allein sauber und trocken, wenn sie die Reife dafür haben. Ist dies noch nicht der Fall, dränge dein Kind nicht, kommentiere Missgeschicke nicht negativ oder schimpfe gar. Ein Kind sollte ohne Bestrafungen oder Belohnungen in seiner Entwicklung begleitet und unterstützt werden, sauber und trocken werden muss es schlussendlich selbst. Es handelt sich nämlich um einen natürlich ablaufenden Entwicklungsprozess, bei dem die geistige Reife und hormonelle Steuerung gewährleistet sein müssen. Oftmals kann das Kind seine Ausschneidungen schlichtweg noch nicht kontrollieren, und das lässt sich auch nicht durch strikte Erziehungsmaßnahmen beschleunigen. Hier gilt: Gras wächst nicht schneller, wenn man daran zieht.

Beispielsweise sind gerade nachts noch mehr als 30 Prozent der Kinder bis zu vier Jahren nicht trocken, zehn bis 15 Prozent der Kinder sogar mit sechs Jahren. Dafür muss hormonell die Rückkopplung ans Gehirn erfolgen, also die Umsetzung von Urin-Niere-Gehirn, aber auch die Automatismen und die Aufweckfunktion des Schlafes. Das ist auch der Grund, weshalb das Trockenwerden nachts natürlicherweise länger dauert als tagsüber. Als „trocken" gilt ein Kind übrigens erst dann, wenn es tagsüber und nachts maximal einmal im Monat über einen Zeitraum von sechs Monaten eingenässt hat. Wenn ein Kind älter als fünf Jahre ist, tagsüber regelmäßig trocken ist (weniger als einmal pro Monat einnässt), jede Nacht einnässt, aber sonst keine gesundheitlichen Probleme vorliegen (ADHS, chronische Verstopfung, keine Infekte), dann ist das nächtliche Einnässen vollkommen in Ordnung.

Die Darmkontrolle gelingt meist etwas eher, auch hier gibt es jedoch große individuelle Unterschiede. Unter den Fünf- bis Achtjährigen koten nur noch zwei Prozent gelegentlich ein. Oft ist chronische Verstopfung die Ursache, weshalb eine Ernährungsumstellung Abhilfe schaffen kann. Tritt das unbeabsichtigte Einkoten ab einem Alter von vier Jahren noch mindestens einmal im Monat für drei bis sechs Monate regelmäßig auf, spricht man von einer Störung, die von einem Kinderarzt untersucht werden sollte.

Erneutes Einnässen oder Einkoten

Hab keine Panik, wenn dein Kind schon sauber oder trocken war und nun plötzlich wieder einnässt oder einkotet. Meist liegt hier kein Notfall vor. Ein Harnwegsinfekt, Durchfall oder Verstopfung können der Grund dafür sein. Häufig tritt dies auch bei belastenden emotionalen Erlebnissen auf, etwa der Geburt eines Geschwisterkinds, aufwühlenden Familienereignissen oder auch Gewalterfahrungen. Wenn bei deinem Kind diese Phasen von Einnässen oder Einstuhlen anhalten, sollte dies in folgenden Fällen einmal ärztlich abgeklärt werden: Das Kind ist über fünf Jahre alt und nässt sich wirklich regelmäßig tagsüber ein (über drei Monate am Stück häufiger als einmal im Monat). Oder das nächtliche Einnässen hält länger als bis zum fünften oder sechsten Lebensjahr an. Auch wenn Kinder persönlich darunter leiden, solltest du zeitnah mit dem Kinderarzt sprechen, um keine Erkrankungen zu übersehen und eine sichere Entwicklung zu gewährleisten.

3.7 Durchfall, Erbrechen und Harnwegsinfekte

Störungen des Verdauungsapparates sind meist keine lebensbedrohlichen Notfälle, treten aber sehr häufig auf und können im ungünstigen Fall im Verlauf zu Notfällen werden.

Risiken bei Durchfall

Durchfall ist ungeformter bis flüssiger und häufiger Stuhlgang, das heißt bei Babys mehr als fünfmal am Tag, bei Kleinkindern mehr als dreimal am Tag. Babys haben oft noch weicheren Stuhlgang, solange sie rein mit Milch/Formula ernährt werden. Generell leiden Kleinkinder häufig unter Durchfall, da das kindliche Verdauungssystem noch sehr sensibel auf Veränderungen und ungewohnte Lebensmittel reagiert. Oft hängt es auch mit einer harmlosen Erkältung zusammen, dass der Stuhl plötzlich häufiger und flüssiger kommt. Bei immer wieder auftretendem, übel riechendem Durchfall, der eher als chronisch zu bezeichnen ist, sollte ein Termin beim Kinderarzt vereinbart werden. Es können schwerwiegende Erkrankungen oder in seltenen Fällen angeborene Stoffwechselstörungen dahinterstecken (zum Beispiel Unverträglichkeiten oder Zöliakie). Auch bei Durchfall im Zusammenhang mit Fieber und Erbrechen sollte ein Kinderarzt aufgesucht werden. Meist handelt es sich um einen Magen-Darm-Infekt, der durch Viren oder Bakterien ausgelöst wird. Je jünger das Kind ist, desto schneller kann der Wasserverlust bedrohlich werden, da der kindliche Körper sehr schnell austrocknen kann.

Notfall Austrocknung →112

Typischen Symptome sind:

- trockener Mund
- blasse Haut ohne Spannung
- Schläfrigkeit, Lethargie
- tiefe Atemzüge durch den Mund
- gar keine nasse Windel mehr
- Das Kind ist extrem schläfrig oder nicht mehr erweckbar

Notfall Durchfall →112

Sofort zum Arzt bei:

- heftigen Bauchschmerzen
- blutigem Stuhlgang
- Babys mit mehr als 4 wässrigen Durchfällen in 24 Stunden
- Kleinkindern mit mehr als 6 wässrigen Durchfällen in 24 Stunden
- Schulkindern mit mehr als 8 bis 10 Durchfällen in 24 Stunden
- Das Kind ist extrem schläfrig oder nicht mehr erweckbar

Wenn Rota- oder Noroviren in einer Betreuungseinrichtung kursieren, kann es unter den Kindern schlagartig zu einem Massenausbruch kommen, da sie verständlicherweise die Händehygiene noch nicht gut umsetzen können und alles mit dem Mund erforschen. Gegen Rotaviren gibt es bereits eine Impfung, bei Noroviren hilft meist nur Flüssigkeit und Abwarten. Der Durchfall an sich ist keine eigene Erkrankung, sondern ein Ausdruck dafür, dass im Körper etwas los ist und eins unserer größten Immunorgane – der Darm – reagiert. Meist will er einfach nur alles loswerden, was ihn krank macht.

Wenn dein Kind einmal Durchfall hatte und es ihm ansonsten wieder gut geht, besteht kein Grund zur Sorge oder Anlass, den Notarzt zu rufen. Prüfe dann die Liste, wenn keins der Alarmzeichen zutrifft, kann man Durchfall auch mit einfachen Hausmitteln wie Schonkost oder der Moro-Suppe schnell wieder kurieren.

Expertentipp: Moro-Suppe

500 g Karotten mit 1 Liter Wasser 1–2 Stunden kochen. 1 EL Salz dazugeben, dann pürieren und wieder auf 1 Liter mit Wasser auffüllen. Die Suppe in kleinen Portionen löffeln. Bei Bedarf kann die Suppe auch eingefroren und beim nächsten Durchfall erwärmt werden.
Durch das lange Kochen entstehen aus den Karotten Oligogalakturonsäuren. Diese sind den Rezeptoren der Darmschleimhaut sehr ähnlich. Die Durchfallerreger binden sich dann an die Suppe und werden so mit ihr ausgeschieden.

Salzstangen und Cola werden übrigens bei starker Belastung des Magens nicht mehr empfohlen. Besser sind leicht bekömmliche Speisen wie trockener Reis, zuckerfreie Kekse oder Zwieback. Hierbei gilt: Wenn dein Kind erneut Hunger hat, ist wieder alles erlaubt. Strikte, tagelange Schonkost ist nicht notwendig, orientiere dich hier an deinem Bauchgefühl. Zur Vermeidung von Reisedurchfällen hilft es, sich an diese Regel zu halten: Cook it, peel it – or leave it! (Kochen, schälen oder gar nicht essen!)

Verstopfung

Auch eine Verstopfung kann bedrohlich werden, wenn Kinder beim Stuhlgang starke Schmerzen oder Blutungen entwickeln. Verstopfung kann bei Kindern verschiedene Ursachen haben, darunter Ernährung, Austrocknung (Dehydratation), Bewegungsmangel oder medizinische Gründe wie Unverträglichkeiten oder chronische Erkrankungen. Symptome sind Bauchschmerzen, Blähungen und seltener Stuhlgang. Wenn eine Darmträgheit länger als eine Woche anhält, mit Schmerzen einhergeht oder von anderen Symptomen (zum Beispiel Fieber) begleitet wird, solltest du mit deinem Kind den Arzt aufsuchen.

Zur Behandlung von chronischer Verstopfung können Änderungen in der Ernährung, ausreichend Flüssigkeitszufuhr, mehr Bewegung und gegebenenfalls regelmäßige, medizinisch verordnete Abführmittel erforderlich sein. Lass dich von deinem Kinderarzt beraten, es kann sich nämlich leider ein Teufelskreis einschleichen: Wenn dein Kind vor jedem Toilettengang Angst vor den Schmerzen hat, wird es den Stuhl zurückhalten. Das begünstigt dann wieder den harten Stuhl, da er konzentrierter wird, und bringt beim nächsten Mal noch mehr Schmerzen.

Notfall Verstopfung

Bei diesen Symptomen ist ein sofortiger Arztbesuch erforderlich:

- starke Bauchschmerzen
- Erbrechen
- blutiger Stuhl

Es kann sich dann auch um eine Darmeinstülpung (Invagination) oder einen Darmverschluss (Ileus) handeln.

 Merke:

Ein Fieberthermometer ist kein Abführhelfer! Im Gegenteil, du kannst damit Verletzungen am Enddarm produzieren und dein Kind lernt so außerdem, dass es nur mit Manipulation auf die Toilette kann. Das ist nicht förderlich für seine natürliche Entwicklung.

Erbrechen

Ähnlich wie der Durchfall ist das Erbrechen im Kindesalter ein Dauerbrenner. Es tritt nicht nur bei Magen-Darm-Infekten auf, sondern kann bei hohem Fieber, Schmerzen oder nach einem Sturz ein Ausdruck der Grunderkrankung oder des Unwohlseins darstellen. Nicht zu vergessen auch das kindliche Erbrechen bei kurvigen Straßen oder bei Achterbahnfahrten im Sinne einer Reiseübelkeit.

Natürlich gibt es auch Kinder, die aufgrund einer chronischen oder angeborenen Krankheit erbrechen. Zumeist ist die Entleerung des Mageninhalts aber noch keine Krankheit, sondern nur Ausdruck einer anderen Baustelle im Körper. Ein Notfall wird dann wieder daraus, wenn ein Kind austrocknet und gar keine Flüssigkeit mehr bei sich behalten kann. Ähnlich wie beim Durchfall gilt auch beim Erbrechen: Wenn dein Kind Blut spuckt, ist dies ein Notfall, und du solltest sofort einen Arzt aufsuchen.

Eine relativ häufige Ursache im Säuglingsalter ist die Pylorusstenose bzw. die sogenannte „Pförtnerenge". Meist tritt sie in den ersten Tagen bis Monaten nach der Geburt auf und ist durch Erbrechen und eine Gedeihstörung des Kindes gekennzeichnet. Bei diesen Babys ist der ringförmige Muskel am Ende des Magens am Übergang zum Zwölffingerdarm angeboren zu eng. Folglich kommt nicht genug Nahrung beim Kind an und es erbricht ständig. Eine dauerhafte Lösung ist in diesem Fall eine Operation.

Notfall Pylorusstenose
- **Ständiges, schwallartiges Erbrechen**
- **Erbrechen im Strahl**
- **Erbrechen direkt nach der Nahrungsaufnahme, also dem Stillen oder dem Fläschchen**
- **Kind nimmt nicht richtig zu (sogenannte Gedeihstörung)**

Muss zeitnah ärztlich abgeklärt werden!

Vorsicht geboten ist bei Medikamenten gegen Übelkeit und Durchfall: Es gibt zwar zwei sehr bekannte und bei älteren Kindern und Erwachsenen gängige Wirkstoffe gegen Übelkeit, Erbrechen und Durchfall. Diese sind frei verkäuflich und werden daher oft schnell eingesetzt. Trotzdem sind sie für Babys und Kleinkinder nicht ganz ungefährlich:

Wirkstoffe und ihre Eignung für Kinder

Wirkstoff	Loperamid	Dimenhydrinat
Hilft bei	Durchfall	Übelkeit, Erbrechen und Reiseübelkeit
Nicht für Kinder geeignet, weil:	Bei Magen-Darm-Infekten soll der Körper die Erreger ausscheiden und loswerden, es besteht Gefahr der Durchwanderungsperitonitis (Bauchfellentzündung durch Magen-Darm-Infekt-Bakterien), da das Medikament die Darmbewegung stoppt, was im Fall von infektiösem Durchfall nicht zielführend ist, da der Körper die Bakterien nicht loswird.	Mögliche Nebenwirkungen vor allem bei kleinen Kindern (< 3 Jahre) sind Krampfanfälle und Atemstillstand bis zum Tod
Wann du es trotzdem geben kannst:	Nach Rücksprache mit dem Kinderarzt	Nach Rücksprache mit dem Kinderarzt

Was du tun kannst

1. Besonders wichtig ist die Handhygiene. In der Zeit der Pandemie haben wir gelernt, dass dies für viele Krankheiten sinnvoll ist.
2. Um die Ansteckung in der Familie zu vermeiden, gehört zur Hygiene auch: Nach dem Händewaschen mit einem eigenen Handtuch oder Einmal-Handtuch abtrocknen. Denk auch nach dem Wickeln immer daran!
3. Das Bett/Sofa und Zimmer auf Missgeschicke vorbereiten.

Expertentipp

Schüsseln, Handtücher, Wechselklamotten – auch für dich – in Reichweite aufbewahren. Matratze bereits mit mehreren Schichten Handtüchern und Laken beziehen. Wird die oberste Lage schmutzig, kannst du diese einfach abziehen und die darunter ist bereits frisch bezogen. So sparst du dir nachts Arbeit und Nerven!

Harnwegsinfekte

Harnwegsinfekte im Kindesalter sind häufiger, als man denkt, und reichen von harmlos bis zum Notfall. Wenn dein Kind ohne erkennbare sonstige Ursache Fieber hat, sollte durch den Kinderarzt auch eine Urinuntersuchung veranlasst werden. Achte immer auf dein Kind und wie es sich verhält.

Symptome eines Harnwegsinfektes können sein:
- häufiges Wasserlassen
- ungewöhnlich kleine Urinmengen
- Schmerzen beim Wasserlassen
- Harndrang, ohne dass etwas kommt
- Unterbauchschmerzen
- neu oder wiedereinsetzendes Einnässen
- roter Urin

Typisch für eine Pyelonephritis, also eine Nierenbeckenentzündung, ist das Auftreten von Fieber, Schüttelfrost und Flankenschmerzen. Jüngere Kinder lokalisieren solche Schmerzen oft noch nicht richtig und sagen dann, sie haben „Bauchweh".

Notfall Harnwegsinfekt
Mit Fieber und Blasenentzündung zeitnah zum Arzt bzw. in die Notaufnahme!

Denk daran, dass bei Säuglingen bis zum Alter von drei Monaten schon alles ab 38 Grad als Fieber zählt. Oft versteckt sich dahinter ein Harnwegsinfekt, eine Nierenbeckenentzündung oder sogar schon eine Sepsis (siehe auch Blutvergiftung auf Seite 139).

Zusammengefasst

- Wenn sich dein Kind auf seiner Perzentile entwickelt, gut gedeiht, trinkt und isst und regelmäßig verdaut, ist alles in Ordnung.
- Vertraue auf dein Gefühl und das Gefühl deines Kindes.
- Blut und Austrocknung sind Notfälle! Stellt euch heute noch bei einem Arzt vor!
- Abnorme Farbe oder Konsistenz? Frag deinen Kinderarzt!

4. Ein sicheres Zuhause

4.1 Unfallprävention

Etwa 60 Prozent der Unfälle von Kindern im Alter von null bis vier Jahren passieren im häuslichen Umfeld. Du bist also die Lebensversicherung deines Kindes und kannst die meisten großen und kleinen Katastrophen verhindern, indem du die wichtigsten Gefahrenquellen zu Hause kennst. Im Folgenden möchte ich dir einige von ihnen vorstellen und dir auch erläutern, warum sie so gefährlich sind.

Dein Kind hat einen natürlichen Drang, in seinem Umfeld alles zu erforschen und zu entdecken. Das gehört zu seiner motorischen Entwicklung, birgt aber auch einige Risiken. Wenn du deine Wohnung sicher machst, etwa Stolperfallen beseitigst, entsteht ein positiver Effekt für alle, zum Beispiel auch für Oma und Opa. Es mag banal klingen, aber ein frisch gewischter Boden kann für alle zu einer gefährlichen Rutschpartie werden. Auch Teppiche sollten mit rutschfesten Unterlagen versehen sein. Unter Spielgeräte kannst du eine rutschfeste Bodenmatte oder auch eine Matte mit Pufferfunktion legen, um die motorische Entwicklung deines Kindes zu unterstützen. Generell hilft es, einmal die Perspektive zu wechseln und die Welt mit Kinderaugen zu sehen.

Expertentipp
Als mein Kind anfing zu krabbeln, bin ich auf allen vieren durch die Wohnung gerutscht und habe mir angeguckt, was alles noch zu befestigen und abzukleben ist. Auch bei Menschenansammlungen (Feste, Fußgängerzone) hilft es, mal in die Hocke zu gehen, um nachzuempfinden, wie es sich für dein Kind „unten" anfühlt.

Insbesondere wenn dein Kind anfängt, sich hochzuziehen, solltest du alle Regale, Kommoden und Schränke mit den vorgesehenen Verankerungen und Winkelplatten an der Wand befestigen oder festschrauben. So vermeidest du schwere Verletzungen durch das Umkippen von Gegenständen für dein Kind und auch für dich.

4.2 Sichere Kleidung von Anfang an

Je älter dein Kind wird und je weiter seine Koordinationsfähigkeit und motorische Entwicklung ist, desto besser sollte es sich in seiner Kleidung uneingeschränkt bewegen können. Ein einengendes oder zu enges Outfit – mögen Papi oder Mami es noch so schick finden – ist für den Spielplatz nicht geeignet! Wähle daher die Kleidungsstücke bewusst aus. Zu lange Teile (Röcke/Kleider) bergen Stolperfallen, Ganzkörperstrampler mit Hand- und Fußeinschluss schränken Kleinkinder beim „Be-greifen" ein. Statt Strumpfhosen kann man (Thermo-)Leggings wählen, um Bewegungsfreiheit zu ermöglichen. Ab einem gewissen Alter wollen Kinder sich selbst an- und ausziehen. In diesem Autonomiestreben können wir sie durch einfach zu handhabende Kleidungsstücke unterstützen. Es empfehlen sich Schuhe und Jacken mit Klett- oder Magnetverschlüssen, diese können schon kleinste Kinder gut öffnen und schließen. Bei älteren Kindern sollte die Kleidung auch der Witterung angepasst, gegebenenfalls atmungsaktiv und vor Nässe schützend sein, damit Bewegung draußen immer möglich ist. Achte in der dunklen Jahreszeit zusätzlich auf die Ausstattung mit Reflexionsstreifen (Kleidung, Rucksäcke, Fahrräder), um im Straßenverkehr sichtbar zu sein. Im Herbst und Winter helfen rutschfeste Sohlen, um einen sicheren Stand beim Spielen zu haben.

Achtung: Vermieden werden sollten unbedingt jegliche Kordeln oder Schnüre an Jacken, Pullovern oder Hosen, in denen sich dein Kind verheddern oder verfangen kann! Auf das Risiko der Strangulation geh ich auf Seite 117 beim Thema Spielplatz ausführlicher ein.

Sichere Kinderschuhe
Für eine sichere und gesunde Fußentwicklung und für die Förderung der Motorik ist es nicht nötig, Babys zu Hause bereits Strumpfhosen, Socken oder gar Schuhe anzuziehen. Barfuß zu sein und zu laufen, fördert die Tie-

fenwahrnehmung des Kindes und die richtige muskuläre Ausbildung des Fußgewölbes. Dein Kind kann die Zehen besser bewegen, sich besser fortbewegen und auch die Gefahr einer Nagelbettentzündung wird verringert (siehe auch Seite 137 Zehenentzündung). Schuhe für draußen sind für Laufanfänger nur nötig, wenn es sich um einen sehr heißen oder spitzen Untergrund handelt. Hier empfehlen sich dann sogenannte Barfußschuhe oder Lederpuschen, die komplett flexibel sind und in der Größe, Länge und Breite ausreichend Platz bieten. Nur so kann der Fuß „wie barfuß" alle seine Aktionen und Bewegungen durchführen. Denk auch daran, dass altersabhängige Einheitsgrößen nicht für alle Hersteller gelten, sondern dass jedes Modell anders geschnitten ist und probiert werden muss.

Kriterien für sichere Kinderschuhe:
- weite Zehenbox
- vorne 12–17 Millimeter Spielraum zum Abrollen
- in der Breite 2–4 Millimeter Spielraum
- keine Sprengung (Absatz)

Ansonsten braucht ein Kind, das noch nicht frei laufen kann, auch noch keine Schuhe! Wir lernen seit Urzeiten auch ohne Schuhe laufen. Der Begriff „Lauflernschuhe" gehört deshalb aus meiner Sicht gestrichen, zumal er nicht definiert und geschützt ist! Wenn dein Kind wirklich frei läuft und beispielsweise für Krippe oder Kita Schuhe und Gummistiefel braucht, empfiehlt es sich, gemeinsam mit dem Kind in ein Fachgeschäft zu gehen und die Schuhe dort anzuprobieren.

4.3 Sicheres Spielzeug

Natürlich braucht ein Kind Spielzeug und Kuscheltiere. Viele Kinder begleitet ein treuer Freund aus Plüsch jahrelang und wird sogar noch weitervererbt. Umso wichtiger ist es, auch hier über das Thema Sicherheit zu sprechen. Denn als Eltern möchte man natürlich nichts falsch machen und einerseits die Gesundheit des Kindes gewährleisten und gleichzeitig auch ökologisch sinnvolles und nachhaltiges Spielzeug schenken.

Vorschriften für Spielzeug

Vom Gesetzgeber gibt es eine „Spielzeugrichtlinie", die Sicherheitsanforderungen definiert und unter anderem vorgibt, dass:

- Spielwaren schwer entflammbar sein müssen;
- Schnurrhaare aus einfachen, also monofilen Fasern bestehen müssen und eine Länge von mehr als 50 Millimetern für Kinder unter 10 Monaten nicht erlaubt ist (Sicherheitshinweis am Kuscheltier);
- Kleinteile (Styroporkugel, Granulatfüllung etc.) sicher durch Stoff eingeschlossen sein müssen;
- Batterien in Fächern ohne Zugang, nicht verschluckbar oder zerbrechlich verstaut sein müssen;
- elektrisch betriebenes Spielzeug eine Spannung von maximal 24 Volt haben darf;
- Geräuschquellen nicht lauter als 80 dB sein sollen;
- die Verarbeitung eine Reißfestigkeit garantieren muss: Kleinteile, zum Beispiel Augen, müssen eine Belastung von mindestens 50 N (5 kg) aushalten.
- In Deutschland werden zusätzlich Farbe und Beschichtung nach der Norm DIN 53160 auf „Schweiß- und Speichelechtheit" geprüft.

Expertentipp

Teste Spielzeug durchaus auch selbst auf Herz und Nieren, indem du mal daran ziehst oder es dir ans Ohr hältst (sofern es Geräusche macht). Kommt es dir zu laut oder zu unsicher vor - lieber Finger weg!

Die meisten dieser Anforderungen sind auch in der europäischen Norm DIN EN 71 als „Sicherheit von Spielzeug" festgelegt. Nur mit dieser und der CE-Kennzeichnung dürfen Spielsachen in der EU verkauft werden. Das sind rechtliche Bestimmungen und Kennzeichnungen – aber noch keine Gütesiegel. Gerade über das Internet sind jedoch viele Spielsachen erhältlich, die den deutschen Kriterien nicht entsprechen.

Es gibt weitere Gütesiegel, die du bestimmt schon mal gesehen hast. Die meisten davon sind jedoch freiwillige Zertifikate, die die Hersteller selbst in Auftrag geben. Nur weil ein Spielzeug diese Siegel nicht hat, heißt es noch nicht, dass es schlecht ist, und umgekehrt muss es auch nicht (kann es teilweise auch nicht) alle diese Siegel haben. Jede Zertifizierung hat einen anderen Schwerpunkt, geprüft werden u. a. Nachhaltigkeit, ökologische Aspekte und Sicherheit:

- **GOTS-Siegel:** „Global Organic Textile Standard" ist ein Siegel für Produkte aus Naturfasern.
- **Öko-Tex-Standard-100-Siegel:** Das Gütesiegel gibt die Einhaltung der Grenzwerte für gesundheitsbedenkliche Substanzen an, zum Beispiel: Schwermetalle, PAK (Polyzyklische Aromatische Kohlenwasserstoffe, krebserregend), Azofarbstoffe, Formaldehyd, Chemikalien.
- **GS-Zeichen:** „Geprüfte Sicherheit" ist ein Produkt- und Sicherheitstest der Prüfstelle TÜV Rheinland oder TÜV SÜD. Dieses Zeichen erhalten beispielsweise nur Kuscheltiere, wenn der PAK-Wert unter 0,2 mg/kg liegt.
- **Spiel gut:** Diese Kennzeichnung erhalten nur Spielwaren, wenn Design, Sicherheit, Material, Haltbarkeit und Umweltverträglichkeit den Kriterien entsprechen. (Seit 2005 bekommen keine Produkte aus PVC-Plastik mit Ausnahme von Elektronikspielzeug mehr dieses Siegel.)

Was du beim Kauf noch beachten kannst

Neben DIN-Normen, CE-Kennzeichnung und Gütesiegeln helfen dir bei der Auswahl auch folgende Kriterien: Verletzungsgefahr, Verschluckgefahr oder Strangulation. Gerade bei Neugeborenen und Babys sollten Kuscheltiere nicht größer als ihr halbes Körpermaß sein. Denn je größer das Plüschtier ist, umso leichter kann es vor dem Mund oder der Nase zu liegen kommen, und das Kind kann es nicht selbst entfernen. Zusätzlich sollte es weich sein und nur aufgemalte oder aufgenähte Augen und keine „harten" Augen haben, da diese abgerissen und verschluckt werden können. Wenn das Kind schon greifen kann, sind Tiere mit großen Ohren, langen Beinen oder einem langen Schwanz praktisch. Achte jedoch darauf, dass Spielzeuge und Kuscheltiere wegen der Strangulationsgefahr keine zu langen Schnüre oder Bänder haben. Das gilt insbesondere für Spielzeug für draußen!

Ich empfehle beim Kauf von Spielzeug auf eine gute Mischung zu achten: etwas für die Körperaktivität (Balance, Wackeln, Hüpfen, Klettern, Feinmotorik), die Kreativität (Knete, Malen, Bauen, Konstruieren, Rollenspiele) und die Bindung (Lesen, Kuscheln, Höhlebauen). In allererster Linie soll es dem Kind aber Spaß machen. Meiner Meinung nach brauchen zu Hause nicht gezielt bestimmte Fähigkeiten unterstützt werden. Das Kind soll frei und auch alleine spielen dürfen – dazu bieten die Erwachsenen lediglich den sicheren Rahmen an.

4.4 Sturz von Hochstuhl, Hochbett oder Treppe

Sobald dein Kind anfängt, sich umzudrehen und zu bewegen, ist der richtige Zeitpunkt gekommen, um die Wohnung oder das Haus kindersicher zu machen.

 Merke:

Fang nicht erst damit an, die Wohnung zu überprüfen, wenn dein Kind krabbelt oder läuft! Auch schon vorher können Babys mit Schwung ungeahnte Bewegungen vollbringen.

Ein Sturz ist Unfallursache Nummer eins bei Babys und Kindern bis zum vierten Lebensjahr. Insbesondere, wenn man auf mehreren Stockwerken wohnt, sollte man an den Treppen Gitter oder Absperrungen installieren. Prüfe auch, ob die Abstände zwischen den Stäben so klein sind, dass ein Kinderkopf nicht hindurchpasst. Es ist unglaublich, in was sich kleine Kinder hineinzwängen können und dann nicht mehr herauskommen. Achte ebenso auf die richtige Höhe einer Absperrung. Ein zu niedriger Schutz lädt Kinder dazu ein, darüberzusteigen oder darüberzuklettern, sodass sie kopfüber die Treppe hinunterfallen können.

Dasselbe gilt im Übrigen auch für die Absperrung von Balkonen oder anderen Stellen, an denen es tief hinuntergeht. Lass dein Kind nicht in Räumen mit offenen Fenstern oder Balkontüren allein! Fenster- und Türgriffe, insbesondere bei Balkonen, sollten mit Sicherungen ausgestattet werden.

Expertentipp

Auch im **Urlaub** solltest du mit kritischem Blick durch die Ferienwohnung oder das Hotelzimmer gehen und mögliche Gefahrenquellen sichern oder entfernen. Balkon und Terrasse sollten einmal von dir begangen werden. Gibt es hier Sturz- oder Klettermöglichkeiten, die dein Kind überwinden kann und die ihm noch nicht vertraut sind? Zusätzlich nehme ich im Urlaub ein Duck Tape für Steckdosen und einen Rausfallschutz mit.

Nicht alles, was stylisch ist, ist auch sicher für ein Kind. Heutzutage gibt es vermehrt schwebende Treppen ohne Trittschutz und Geländer. Diese sehen sehr schön aus, dein Kind kann aber zwischen den Stufen hindurchrutschen und runterfallen. Das Absichern der Treppe ist dann noch wichtiger. Lass dein Kind auch nie unbeaufsichtigt im Kinderhochstuhl oder in einer Wippe auf Anrichten o. Ä. sitzen, weil es kippeln, umfallen oder herunterfallen kann.

 Merke:

Das Kind sollte nicht aus größerer Höhe als die eigene Körperhöhe fallen!

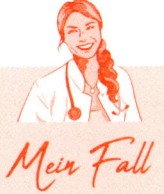

Mein Fall

Als ich schwanger war, zogen wir in ein sogenanntes Split-Level-Haus. Das bedeutet, dass beispielsweise zwischen dem Wohn- und Essbereich eine Stufe ist. Mein Kind konnte diese schnell erklimmen, zusätzlich polsterten wir die Kanten mit einem Kantenschutz ab. Und natürlich passierte es trotzdem und sie fiel mal die kleine, 15 Zentimeter hohe Stufe hinunter, obwohl ich direkt neben ihr stand. Eine kleine Platzwunde war die Folge, die man zum Glück kleben konnte. Durch das ständige Üben konnte sie aber zügig und ganz natürlich das Konzept „Treppe" kennenlernen. Fun-Fact am Rande: Auch mein Mann und ich sind diese Stufe bereits runtergefallen, obwohl wir die Tücke jetzt schon seit Jahren kennen!

Schon bei der kleinsten Stufe kann es zu ernsthaften Unfällen kommen. Insbesondere wenn der Sturz auf den Kopf, das Genick, auf eine Kante oder einen spitzen Gegenstand erfolgt. Du kannst dein Kind davor nicht vollständig schützen. Kennst du aber bestimmte Stellen im Haus, wo dein Liebling oft spielt, stürzt und hängen bleibt, lohnt es sich, hier ein Kanten-Ecken-Schutz anzubringen!

Expertentipp

Kantenschutz gibt es ohne Kleben aus Silikon und Schaumstoff für Tischkanten, Treppen und Ecken. Aus einer zerschnittenen Pool-Nudel kann man sich auch einen Schutz selbst bauen.

Verhalten nach einem Sturz

- Hilf deinem Kind hoch.
- Wie ist das Bewusstsein: Schreit oder weint dein Kind sofort? Ist es nicht mehr ansprechbar, oder ist sein Bewusstsein getrübt? Ist das Kind schläfrig oder abwesend/apathisch/bewegt sich gar nicht? →**112**.
- Wie hoch war die Fallhöhe, also wie tief der Sturz? (Das wird dich auch der Arzt fragen.)
- Wie ist der Körperstatus? (Ich empfehle hier, wie bei anderen Notfällen den sogenannten Body Check zu machen, also das Kind von oben bis unten grob zu untersuchen. Details zum Body Check erkläre ich auf Seite 118).
- Gibt es Verletzungsfolgen, die offensichtlich sind? (Blutungen, verrenkte Knochen, Platzwunden, Zahn verloren usw.)

- Auch nach einem kleineren Sturz solltest du dein Kind weiterhin beobachten! Achte insbesondere auf Übelkeit, Erbrechen, Schwindel, Taumel, Wesensveränderung, Schläfrigkeit oder auch darauf, dass dein Kind plötzlich etwas nicht mehr kann, was es zuvor konnte (zum Beispiel, dass es lallt, statt zu sprechen). Dies sind sogenannte Commotio-Zeichen und ein Grund für eine Vorstellung in der → Notaufnahme. Bei massivem oder plötzlichem Auftreten der Symptome oder bei Bewusstlosigkeit durchaus auch →**112**

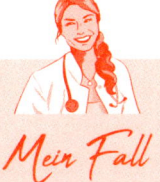

Mein Fall

Der Sturz eines sechs Monate alten Kindes aus dem Sitzen seitlich auf ein Marmeladenglas veranlasste einen aufgeregten Vater zur Vorstellung in der Notaufnahme. Das Kind hatte keinerlei Symptome oder Prellmarken und bei näherem Nachfragen stellte sich heraus, dass das Kind eher seitlich umgekippt war. Das passiert schon mal bei Sitzanfängern und ist kein Grund, am Wochenende notfallmäßig in einer Kinderambulanz vorstellig zu werden. Selbstverständlich verstehe ich die Ängste von Eltern und empfehle ihnen immer, auf das eigene Bauchgefühl zu hören. Gleichzeitig bemühe ich mich auch darum, übertriebene Sorgen abzubauen und Eltern zu unterstützen, Situationen realistisch einzuschätzen.

4.5 Sicheres Wickeln

Mit einem kleinen Kind verbringt man viel Zeit am Wickeltisch, es lohnt sich, diesen also nicht nur schön und gemütlich, sondern auch sicher zu gestalten. Ein sicherer Wickelplatz sieht so aus, dass alle Ecken und Kanten geschützt sind. Arbeite hier gegebenenfalls auch mit Randbegrenzungen und einer weichen Wickelauflage. Die Fläche sollte möglichst groß sein, und alles, was du brauchst, sollte in unmittelbarer Nähe sein. So musst du dein Kind keine einzige Sekunde allein lassen. Du glaubst gar nicht, wie oft ein Sturz vom Wickeltisch vorkommt. Berichte der Eltern von „Ich hab mich nur kurz umgedreht" bis „Ich dachte, das kann mein Kind noch gar nicht!" sind dabei häufig.

Expertentipp
Alternativ sollte man lieber auf dem Boden wickeln! Muss man doch noch etwas Fehlendes holen oder jemand klingelt an der Tür, solltest du dein Kind in jedem Fall mitnehmen.

An dieser Stelle möchte ich noch etwas zur sichere Babypflege sagen: Da die Babyhaut noch sehr empfindlich und dünn ist, sollten keine übermäßigen Reiz- und Duftstoffe verwendet werden, um eine Hautirritation und Rötung zu vermeiden. Es empfiehlt sich also, den Intimbereich hauptsächlich mit lauwarmem Wasser zu reinigen. Natürlich kann man unterwegs auch mal Feuchttücher benutzen, aufgrund der darin enthaltenen Öle und Duftstoffe sollte man dies aber auf ein Minimum begrenzen.

Expertentipp
Zerschneide fürs Wickeln alte T-Shirts und Stoffe in kleine Fetzen und mach sie mit Wasser nass. Das ist umwelt- und hautfreundlich. Du kannst sie in einem kleinen Wetbag, einer Dose oder einem Eimer sammeln, waschen und wiederverwerten.

Auch das übermäßige Verwenden von Cremes ist im Windelbereich nicht nötig und kann unter Umständen sogar zu Reizungen führen. Sollte dein Kind aufgrund anderer Ursachen einen roten oder wunden Popo haben, besprich es mit deinem Kinderarzt (siehe auch Thema Hautveränderungen Seite 153). Und noch ein weiteres Sicherheitsrisiko befindet sich manchmal auf dem Wickeltisch: Puder! Er ist absolut out und seine Verwendung wird im Intimbereich nicht mehr empfohlen. Der Puder kann nämlich in die Lunge geraten und zu schweren Reizungen und allergischen Reaktionen mit starkem Hustenreiz führen bis hin zum Schock und Ersticken.

4.6 Messer, Gabel, Schere: spitze Gegenstände

Der alte Spruch „Messer, Gabel, Schere, Licht sind für kleine Kinder nicht" hat selbstverständlich einen wahren Hintergrund: Mit diesen spitzen Gegenständen, aber auch mit kleinen Stöckchen, kann man sich etwa an den Augen schwere Verletzungen zufügen. Wenn ein Kind mit einem spitzen Gegenstand in der Hand stürzt, besteht ebenso ein gravierendes Verletzungsrisiko. Dasselbe gilt, wenn diese Gegenstände herunterfallen. Deswegen behaltet die motorischen Fortschritte eures Kindes immer im Blick: Wenn es sich an Gegenständen wie Sideboards, Tischen oder Arbeitsflächen hochziehen kann, solltet ihr dort keine spitzen Gegenstände liegen lassen.

Natürlich könnt und sollt ihr euer Kind nicht für immer und ewig vor Messer und Gabel „schützen". Ab dem Laufalter empfiehlt es sich, mit eurem Kind zu üben, wie man mit spitzen Gegenständen umgeht und wie man sie sicher trägt, ohne sich zu verletzen. Es gibt kindgerechtes Besteck, mit dem die Kinder am täglichen Leben teilnehmen und etwas zerschneiden lernen können. Ebenso gibt es abgerundete Kinderscheren, mit denen sich erste Schneide- und Bastelversuche machen lassen.

Ich plädiere dafür, lieber präventiv zu handeln, mit den Kindern zu lernen und sie an den selbstständigen und verantwortungsbewussten Umgang mit Schere und Besteck heranzuführen, um ein Risikobewusstsein zu schaffen und Unfälle zu vermeiden. Hier bietet sich auch wieder die anfänglich erwähnte klare Kommunikationsstrategie an. Kurze, einfache und positive Sätze:

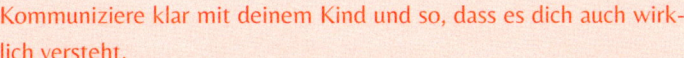

Expertentipp
Kommuniziere klar mit deinem Kind und so, dass es dich auch wirklich versteht.
Statt: „Nicht mit Schere laufen!" (Kind hört: Schere – laufen)

Sage lieber: „Halte die Schere – so – in der Hand."
Statt: „Nicht das Messer nehmen!" (Kind hört: Messer – nehmen)
Sage lieber: „Leg das hin."

4.7 Licht, Strom, Batterie

Was für erfahrene Eltern glasklar ist, muss man beim ersten Kind erst (wieder) erfahren: Kinder spielen mit allem und schaffen es, alles Mögliche in alles Mögliche hineinzubekommen. Deshalb bedürfen Steckdosen (auch wenn ein Stromunfall mit Haushaltsstrom deutlich seltener geworden ist) überall eines Steckdosenschutzes! Neue Stromkabel und Lichtquellen sollten so verstaut sein, dass die Kinder nicht damit herumspielen und vor allem nicht unbeobachtet daran herumknabbern können. Mittlerweile gibt es spezielle Schutzvorrichtungen für Ladekabel, um beim Belutschen einem Kurzschluss mit Verbrennung der Zungenspitze vorzubeugen. Eine Gefahrenquelle entsteht auch, wenn du kleine Glühbirnen und Kleinteile an Lampen wechselst: Dann sollte dein kleines Kind außer Reichweite sein, um ein Verschlucken von Teilen zu vermeiden. So schnell kann man gar nicht gucken, wie Teile im Mund verschwinden. Entsorge defekte Geräte, Stecker und Ladekabel immer sofort, da es hier leicht zu einem Stromschlag oder Kurzschluss kommen kann. Noch dazu bergen Kabel die Gefahr eines Stolperns oder sich darin Verwickelns (siehe auch Thema Unfallgefahr mit Kabel und Schnüren, Seite 117).

Batterien/Knopfbatterien

Sie sehen aus wie kleine glänzende Gummidrops und haben die perfekte Größe für den Kindermund. Noch dazu sind sie immer noch in vielen Spielsachen und Soundbüchern verbaut. Die Rede ist von der Knopfbatterie, die natürlich – wie alle Batterien – sehr gefährlich für Kinder ist. Verschluckt man sie, wird durch die Flüssigkeit im Mund-, Rachen- und Magen-Darm-Raum ein Stromfluss zwischen Plus- und Minuspol der Knopfbatterie erzeugt. Dieser führt zur Bildung von Hydroxidionen, die den pH-Wert in Richtung Säure verschieben und so zu einer Verätzung führen. (Merke: Es ist nicht die Säure aus der Batterie selbst.) Auch gebrauchte und leere Knopfbatterien können noch eine Restspannung enthalten, die zu einer Schädigung führen kann. Durch die Säure entstehen dann Löcher in den Organwänden und den angrenzenden Blutgefäßen oder Organen, was durch den Austritt von Magen-Darm-Inhalt oder Blutungen bis zum Tod führen kann. Es ist damit ein absoluter Notfall! Jedes Jahr sterben Kinder in Deutschland noch an so einer vermeidbaren Kleinigkeit.

Notfall Batterie →112

Was ist zu tun?

1. Ruhe bewahren. Weitere Batterien entfernen.

2. Notarzt kontaktieren oder sofort in die Kinderklinik fahren!

3. Nichts mehr zu essen oder zu trinken anbieten.

4. Kein Erbrechen erzwingen.

Expertentipp

Achtung: Diese Maßnahme ist für Kinder unter 12 Monaten ungeeignet wegen der Gefahr des Säuglingsbotulismus (Seite 37).

Honig kann eine Art Schutzbarriere um die Batterien und die Schleimhäute bilden und so die Spannungsbildung und Ätzfolgen verringern. Wenn das Kind eine Knopfzelle verschluckt hat, kannst du versuchen, dem Kind zwei Teelöffel Honig zu geben. Dies kann man bis zu fünf Mal wiederholen. Zwischen den einzelnen Honiggaben sollten etwa 10 Minuten Abstand sein. Das Ganze sollte unbedingt ohne Zwang und Druck erfolgen. Bei Erbrechen oder Schluckbeschwerden bitte nicht weitermachen. Und: Die Honiggabe darf auf keinen Fall die Vorstellung beim Arzt verzögern! Hier zählt jede Minute.

Expertentipp

Entsorge Knopfbatterien immer so, dass du sie sofort auf ein Stück Klebefilm klebst und rundherum mit Klebestreifen abdeckst. So gehen sie nicht verloren und sind auch nicht so leicht zu verschlucken.

4.8 Hitze, Feuer, Verbrennungsgefahren

Feuer hat eine magische Anziehungskraft, wenn die Flammen so schön tanzen und in den gelben und roten Farben leuchten. Gerade deshalb muss schon dein kleines Kind lernen, dass Feuer „heiß" ist und dass „heiß" eben auch „Aua" bedeuten kann. Dass man Kinder nicht an die Herdplatte oder an den Kamin lässt, ist klar. Doch schneller, als man denkt, erreichen sie etwas, das man als Erwachsener unbedacht stehen gelassen hat (Kaffeetasse), oder sie ziehen sich plötzlich hoch und erweitern ihren Aktionsradius (Teekanne auf dem Tisch).

 Merke:

Verbrennung = heiße Gegenstände
Verbrühung = heiße Flüssigkeiten

Expertentipp

Um Verbrennungen im Mund- und Rachenraum zu vermeiden, teste heiße Speisen wie Suppen oder Breis ebenso wie heiße Getränke auch aus der Mikrowelle immer selbst, bevor du sie deinem Kind gibst.

Am besten kommen die Kleinen gar nicht erst so weit: An Kamin und Öfen kannst du eine Absperrung oder ein Schutzgitter anbringen. Die Herdplatte muss für das Kind unerreichbar sein! Insbesondere, wenn das Kind bereits gewohnt ist, dir auf einem Lernturm stehend in der Küche zu helfen. Achte darauf, dass heiße Getränke nicht an der Kante stehen.

Expertentipp

Benutze bevorzugt die hinteren Kochplatten und drehe die Griffe immer von deinem Kind weg. Wenn du etwas in heißes Fett oder Öl legst, achte darauf, dass dein Baby oder Kleinkind außer Reichweite ist, da diese heißen Flüssigkeiten spritzen können. Dies gilt selbstverständlich auch für dich als Vorsichtsmaßnahme.

Wärmflaschen und Kirschkernkissen müssen eine sehr viel niedrigere Temperatur haben, wenn sie für Kinder sind. Ebenso wie das Badewasser: Kinder empfinden schon sehr viel geringere Hitze als schmerzhaft, und eine Verbrühung oder Verbrennung ist in jedem Fall zu vermeiden. Um die Gefahr beim Baden zu reduzieren, solltest du die Wassertemperatur vorab immer mit einem Thermometer oder dem eigenen Unterarm prüfen, sie sollte maximal 36 Grad betragen. Lass kein heißes Wasser nachlaufen, während das Kind schon in der Badewanne sitzt! Ebenso kann übrigens stehendes Wasser aus Gartenschlauch und Außenduschen bei hohen Außentemperaturen extrem heiß werden.

 Merke:

Verbrennungs- und Verbrühungswunden sind extrem schmerzhaft und bei Kindern meistens nur unter Narkose gut zu behandeln. Die Heilung ist langwierig, aber bei Kindern in der Regel auf lange Sicht gut. Dabei spielen allerdings die Schwere und das Ausmaß der Verbrennung eine große Rolle (siehe Abbildung).

Bei offenen Feuern oder beim Grillen solltet ihr darauf achten, dass das Kind der Hitzequelle nicht zu nahe kommt. Es bedarf hier eurer vollen Aufmerksamkeit! Ebenso im Winter bei Adventskranz und Weihnachtsbaum.

Auch das Bügeleisen birgt die Gefahr einer Verbrennung. Am besten das Gerät konsequent sofort ausstecken und außerhalb der Reichweite von Kindern aufbewahren. Insbesondere das Stromkabel am Bügeleisen kann eine Stolperfalle sein. Dein Kind sollte ebenso keinen Zugang zu Feuerzeugen oder Streichhölzern haben.

Eine andere Gefahrenquelle, die mir selbst viele Jahre nicht bewusst war, ergibt sich bei Verschlüssen und Schmuck, insbesondere aus Metall, zum Beispiel im Auto oder in der Nähe eines Backofens. Diese können sich durch Sonneneinstrahlung oder Umgebungshitze so stark erwärmen, dass sie plötzlich gefährlich werden. In der Regel sind deshalb die Außenmaterialien von Backöfen so beschichtet, dass sie nicht heiß werden. Es gibt immer wieder Verbrennungen durch Ketten oder Ringe, aber auch durch Metallverschlüsse am Kindersitz oder an Gurten. Bestimmt weißt du, wie heiß es sein kann, sich in ein komplett aufgeheiztes Auto mit schwarzen Ledersitzen zu setzen. Prüfe diese Dinge also immer vor dem Einsteigen und Anschnallen.

Was tun bei Verbrennungen
- Bei Verbrühung: Kleidung und andere heiße Gegenstände (z. B. Schmuck) ausziehen. Auch die Windel unbedingt entfernen, da es durch heiße Flüssigkeit zum „Nachbrennen" kommen kann.
- Bei Verbrennung: Kleidung entfernen, wenn dies ohne Reißen möglich ist! Wenn Stoffe eingebrannt sind, bitte so lassen und nicht mit Gewalt runterreißen.
- Blasen geschlossen und in Ruhe lassen! (Eröffnet der Arzt.)
- Die Stelle sofort mit circa 20 Grad handwarmem Wasser für 10–20 Minuten kühlen! Kein Eis, kein Schnee oder Eiswasser! Besondere Vorsicht bei Neugeborenen und Säuglingen: Es besteht die Gefahr einer lebensbedrohlichen Unterkühlung!
- Wunde abdecken (steriles Tuch, sterile Wundauflage, ggf. einfach nur sauberes Geschirrtuch).
- Keine „Hausmittel" wie Butter, Puder, Öle, Mehl etc. verwenden! Hier besteht sonst Verschmutzungs- und Infektionsgefahr.

Expertentipp

50-Cent-Regel: Ist die Wunde etwa nur so groß wie die 50-Cent-Münze, kannst du sie auch alleine zu Hause behandeln. Natürlich nur, wenn du dich damit sicher fühlst. Bei einer einzelnen Brandblase und kleineren Verbrennungswunden mache nach dem Kühlen unbedingt eine Fotodokumentation, die du ggf. dem Kinderarzt zeigen kannst (falls sich die Wunde verändert oder entzündet). Meist lassen sich kleine Wunden gut mit einem normalen Blasenpflaster (Hydrokolloid-Pflaster), wie z. B. für Blasen vom Wandern, behandeln. Bei starken Schmerzen, Infektzeichen im Verlauf oder einem der unten genannten Punkte sollte man aber am selben Tag noch einen Arzt aufsuchen!

Notfall Verbrennung →112
Trifft eines der folgenden Dinge zu, solltet ihr beim Arzt vorstellig werden und gegebenenfalls sogar ins Verbrennungszentrum fahren:

- Wenn mehr als fünf Prozent der Körperoberfläche betroffen sind („5 %-Regel")
- Gelenke betroffen
- Gesicht betroffen
- Hände betroffen
- Intimbereich betroffen
- Starke Schmerzen

Bei einer Verbrennung wird oft nach den Prozent gefragt oder nach der Schwere bzw. der Eindringtiefe. Mit Prozent wird angegeben, welcher Anteil der Körperoberfläche betroffen ist. Dies kannst du errechnen, indem du prüfst, wie groß die Handfläche (der Handteller) deines Kindes ist. Diese Fläche entspricht circa einem Prozent der gesamten Körperoberfläche. Dasselbe gilt auch für Erwachsene. Allerdings ist die Körperoberfläche bei Kindern im Bereich des Kopfes zum Beispiel im Verhältnis größer.

Verteilung Körperoberfläche in Prozent

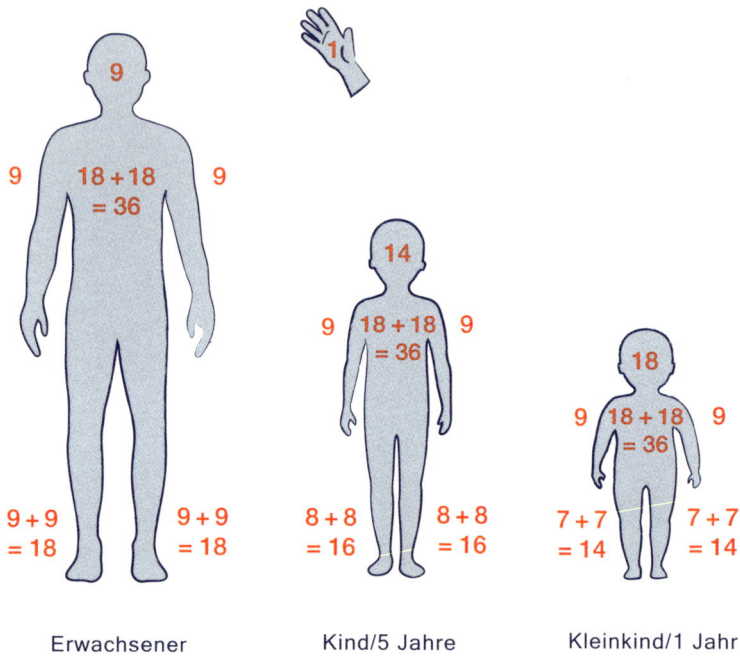

Erwachsener   Kind/5 Jahre   Kleinkind/1 Jahr

Durch die Tiefe der Verbrennung ergibt sich ihre Schwere. Je tiefer die Verbrennung geht, desto wahrscheinlicher sind Komplikationen, weil die Haut nicht mehr so gut durchblutet (also „lebendig") ist. Als Laie kannst du dir einfach merken: Besteht nur eine Rötung, ist es Grad eins. Bilden sich Blasen, ist die Verbrennung schon schwerer und damit Grad zwei. Kommt es zur Verkohlung, sind Muskeln oder Knochen bereits zu sehen, ist es allerhöchste Zeit für den Notarzt! →**112**

Verbrennungen der Haut nach Schweregrad
Wenn du kleine Verbrennungswunden zu Hause behandelst, solltest du sie immer wieder kontrollieren, denn es gibt das sogenannte Phänomen des „Nachbrennens": In dem Fall lösen Verbrennungen und Verbrühungen durch das Eindringen der Hitze in die Tiefe erst nach einiger Zeit eine Reaktion an der Oberfläche aus. Das ist auch der Grund, warum es sich für den

Betroffenen so anfühlt, als würde es weiter „brennen", und es ist auch der Grund dafür, dass wir im Krankenhaus eine Brandwunde meistens gleich am nächsten Tag noch mal sehen wollen. Dann zeigen sich teilweise erst das wahre Ausmaß und der Grad der Verbrennung oder es bilden sich noch die Blasen. Das Kühlen ist also ungemein wichtig und sollte zehn bis zwanzig Minuten gemacht werden, damit die Kälte bis in die Tiefe dringt.

Hautschichten mit Verbrennungsgraden

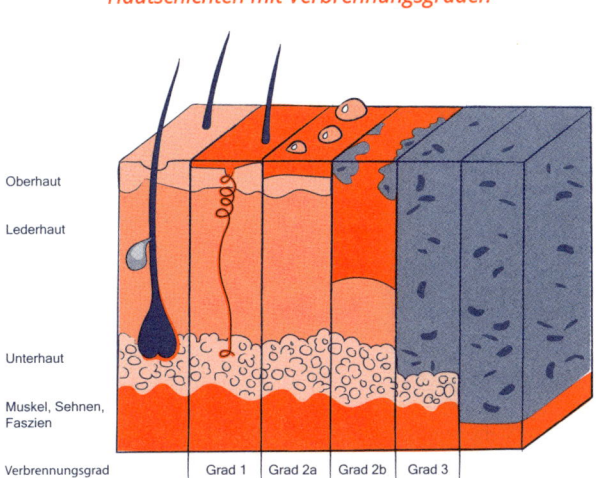

Oberhaut

Lederhaut

Unterhaut

Muskel, Sehnen, Faszien

Verbrennungsgrad | Grad 1 | Grad 2a | Grad 2b | Grad 3

Die Küche: Gefahren- und wichtiges Lernfeld für Kinder

Die Küche ist ein zentraler Wohnraum für euch als Familie und für dein Kind gleichzeitig ein Gefahrenfeld, wie du in den vorangegangenen Abschnitten sehen konntest. Die Küche bietet deinem Kind aber auch viele Möglichkeiten zu lernen. Du kannst seine Selbstständigkeit unterstützen, indem du es viel mitmachen und beobachten lässt, zum Beispiel beim gemeinsamen Kochen oder Zubereiten von Speisen. Nutze euer Zusammensein in der Küche, um deinem Kind den Umgang mit Besteck und anderen Geräten zu zeigen. So lernt es früh, was „scharf", „spitz" und „heiß" bedeutet, und erfährt, wo die Gefahrenzonen in der Küche liegen. Die Küche ist ein wichtiger Ort, an dem sich ein großer Teil des täglichen Lebens abspielt. Sie darf und sollte gemeinsam erforscht und benutzt werden.

4.9 Laufstall, Gehfrei, Türhopser

Laufstall

Wenn du einen Laufstall verwendest, denke daran, dass besonders größere Kinder gerne versuchen, sich zwischen den Stangen hindurchzuquetschen. Ein Mindestmaß an Sicherheit wurde von den Herstellern bereits verlangt, sodass die Köpfe nicht durch die Stangen passen, außerdem solltest du auf Folgendes achten:

Sicherheitskriterien Laufstall

- Abstand zwischen den Sprossen 4,5 bis maximal 6,5 cm, damit sich das Kind darin nicht einklemmt oder durchrutscht.
- Keine Ritzen, scharfen Kanten, Bohrungen oder Schraubenlöcher, damit sich das Kind nicht verletzt oder seine Fingerchen hineinstecken kann.
- Abstand vom Boden zur Oberkante > 60 cm, damit das Kind nicht kopfüber rausfallen kann.

Achte zusätzlich darauf, was dein Kind so anstellt, wenn es „alleine" im Laufstall ist. Klettert es schon viel und ist sehr aktiv, oder spielt es immer an etwas herum? Eventuell solltest du präventiv weitere Sicherheitsvorkehrungen treffen. Sorge dafür, dass dein Kind nicht aus dem Laufstall herausklettern und zu Boden fallen kann, am besten legst du eine weiche Bodenmatte davor. Entferne außerdem Schnüre und Bänder in Reichweite oder platziere sie anders.

Gefährlich statt sinnvoll: Lauflernhilfen und Türhopser

Diese Vorrichtungen sehen zwar so aus, als könnten sie das Kind in seiner motorischen Entwicklung unterstützen, leider tun sie es aber gar nicht. Im Gegenteil: Sie sind eine Gefahrenquelle. Ein Risiko besteht darin, dass gerade mit Lauflernhilfen eine hohe Geschwindigkeit erreicht werden kann, die der kindliche Körper nicht zu bremsen vermag. Insbesondere am Wasser, in Richtung Treppe oder an einem Abgrund ist dies natürlich hoch gefährlich. Selbst das einfache Umfallen mit der Lauf-Lernhilfe kann gravierende Folgen haben, da sich das Kind nicht auf natürliche Weise abrollen kann, sondern feststeckt. Türhopser können aus der Tür herausbrechen und das Kind dabei verletzen beziehungsweise es zu Fall bringen. Außerdem sind diese Lauflernhilfen kontraproduktiv für die motorische Entwicklung und die Hüftentwicklung des Kindes. Diese liegen mir aber als Unfallchirurgin und Orthopädin besonders am Herzen. Anstatt das Kind beim Laufenlernen zu unterstützen, wirken durch diese Geräte von außen Kräfte auf das Kind ein. Dadurch wird ihm eine koordinative und motorische Entwicklung aufgedrückt, zu der es vielleicht muskulär und kognitiv noch gar nicht bereit ist. Es gewöhnt sich außerdem eine unnatürliche Laufform an (mit dem Schwerpunkt oberhalb des eigentlichen Schwerpunktes, mit gestreckten Beinen und mit hängender Hüfte ohne Sitz-Hock-Spreiz-Stellung). Dadurch lernen die Kinder nicht, auf natürliche Weise ihr Gleichgewicht zu halten. Zudem ist auch das längere, gestreckte Hängen schlecht für die Hüftentwicklung.

Zusammengefasst

- Ein Sturz ist der häufigste häusliche Unfall bei Kindern von 0–4 Jahren.
- Jede Situation hat ihre Tücken: Gehe in Gedanken euren Tagesablauf ganz bewusst durch und analysiere, wo die Gefahrenquellen sein könnten: Wo haltet ihr euch auf? Wo hält sich das Kind allein auf? Was könnte dort passieren und wie kannst du dem vorbeugen?
- Mit altersgerechter Sprache und Hinweisen auf Gefahren lernt dein Kind Risikosituationen kennen und kann sich irgendwann durch angemessenes Verhalten selbst schützen.

5. Sicherheit draußen

Da wir mit unseren Kindern viel gemeinsam draußen sind, sollen im Folgenden die häufigsten Sicherheits- und Gefahrenfelder dort besprochen werden. Denn bereits wenige Tage nach der Geburt geht es meistens das erste Mal mit dem Auto oder Kinderwagen raus. Wenn die Kinder größer sind, wird das Thema Freizeit und Sport aktuell. Bei aller notwendigen Sicherheit und Prävention ist gleichzeitig sehr wichtig, dass du dein Kind spielerisch in seiner motorischen und kognitiven Entwicklung unterstützt und dass es draußen Neues kennenlernen und entdecken darf. Ich halte es deshalb für ganz zentral, dass Kinder den Umgang mit Gefahren lernen, Sicherheitshinweise befolgen und sich selbst schützen können. Bedenke immer, dass du das Vorbild bist. Kinder lernen am Modell und werden viel von dem übernehmen, was sie zu Hause und draußen bei älteren Geschwistern, anderen Kindern, Betreuungs- oder Bezugspersonen und dir sehen.

5.1 Autofahren

Die Sicherheit im Straßenverkehr beginnt direkt nach der Geburt auf dem Weg von der Klinik nach Hause. Zum Glück sind schwere Autounfälle seltener geworden. Dies hängt vor allem mit der Gurtpflicht und den modernen Airbag-Systemen zusammen. Diese sind wiederum perfekt auf erwachsene Männer ausgelegt und an ihnen „erprobt", nämlich mit Standard-Dummys mit einer Größe von 175 Zentimetern und einem Gewicht von 78 Kilogramm. Mittlerweile setzt der ADAC bei seinen Crashtests auch Frauen- und Kinder-Dummys ein. Trotzdem ist Autofahren für Babys und Kinder nur mit einem geeigneten Kinderrückhaltesystem sicher! Die Auswahl des Sitzes wird dabei leider oft vor der Geburt ohne das Kind getroffen.

Expertentipp
In manchen Geschäften kann man sich eine Babyschale erst mal aus-
leihen, nach der Geburt mit dem Kind testen und ggf. ein anderes
Modell kaufen.

Dies empfehle ich auch für alle weiterführenden Sitze: Teste den Sitz immer mit deinem Kind und kaufe nichts, das du vor allem optisch anspre-
chend findest oder günstig gebraucht erworben hast.

Der sicherste Sitz im jeweiligen Alter

Entscheidend ist, dass ein Sitz für dein Kind angenehm ist und seiner
Statur und seinem Gewicht entspricht. Im Fachhandel wirst du gut beraten und kannst sogar das Einbauen üben und den Sitz zur Probe mit
nach Hause nehmen. Es gibt mittlerweile viele Verankerungsmöglich-
keiten (Iso-Fix) und auch drehbare Verankerungen, in denen du deine
Babyschale und auch den Reboarder (rückwärtsgerichteter Sitz) befestigen und so das Kind besser ein- und auspacken kannst. Ein geeignetes
Rückhaltesystem heißt für Kinder: eine Sitzgelegenheit, die der europäischen Norm für Kindersicherheit entspricht (ECE-R44 -04 oder -03 oder
ECE-R129).

Expertentipp
Wusstest du, dass gerade bei Bussen, Vans oder anderen Mehrsitzern
nicht jeder Platz für jeden Sitz zugelassen ist? Für die meisten heute
zulässigen Kindersitzsysteme gibt es eine Autotypen- und Automo-
dell-Liste, wo man dies nachlesen kann.

Zur Ergänzung noch einige wichtige Punkte aus der Perspektive der Unfallchirurgen und Orthopädin: Die **Babyschale** ist wirklich nur zum Transport und für sehr kurze Strecken gedacht. Auch die Reisesysteme, die vielleicht einen ausziehbaren oder aufklappbaren Transportfuß haben, oder

die Adapter, die man auf ein Kinderwagengestell aufbringen kann, sind für längere Spaziergänge mit Babyschale nicht geeignet. Du kannst beispielsweise dein Kind damit vom Auto zum Arzt schieben und dann beim Kinderarzt vorstellig werden. Ein längerer Spaziergang empfiehlt sich mit diesen Sitzen jedoch keinesfalls. Dein Kind sitzt darin so fest, dass es sich nicht natürlich bewegen und strampeln kann, was sich negativ auf die Wirbelsäulen- und Hüftentwicklung auswirken kann. Aus diesem Grund solltet ihr auch bei längeren Fahrten immer eine Pause machen, in der das Kind sich frei bewegen kann.

Wo soll der Kindersitz hin?

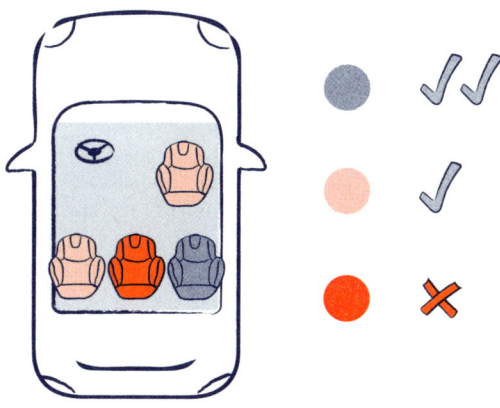

Zu beachten ist außerdem, dass Babyschalen nicht als Wippen- oder Laufstallersatz gebraucht werden sollten. Wenn du sie nämlich auf Oberflächen wie Tische, Stühle oder Bänke stellst, haben sie keine feste Halterung und können wackeln und hinunterfallen.

Ein **rückwärtsgerichteter Sitz (Reboarder)** wird bis zum 4. Lebensjahr bzw. bis mindestens 15 kg empfohlen. Er bietet mehr Sicherheit, als wenn dein Kind nach vorne gerichtet fährt. Bitte lass dein Kind möglichst lange rückwärtsfahren, denn es ist die sicherste Variante, Kinder im Auto zu befördern!

Sitz	Alter	Beachten
Babyschale	Geburt bis ca. 6–9 Monate	5-Punkt-Gurt Größen- oder Gewichtsbegrenzung auf Sitz beachten! (Die Gurte sollten ohne Einschneiden korrekt verlaufen und der Kopf sollte an der Rückseite nicht über den Sitz hinausragen.)
Reboarder	6–9 Monate bis etwa 4. Geburtstag	5-Punkt-Gurt Kein Mindestgewicht, kein aktives Sitzenkönnen notwendig
Folgesitz/ vorwärtsgerichteter Sitz	Ab 4 Jahre, bis 12 Jahre	Normaler 3-Punkt-Gurt des Autos Mindestens 15 kg Gewicht des Kindes
Sitzerhöhungen	Gesetzlich erlaubt ab >15 kg	Normaler 3-Punkt-Gurt des Autos Achtung bei Gurtführung am Hals, keinerlei Seitaufprallschutz
Normaler Sitz	Ab 12 Jahre oder 1,50 m Größe	Normaler 3-Punkt-Gurt des Autos Wenn 1,50 m noch nicht erreicht, auf jeden Fall Sitz mit Gurtführung nutzen, unabhängig vom Alter.

Ein **vorwärtsgerichteter Sitz (Folgesitz)** ist erst dann sinnvoll, wenn der Körper- und Muskelbau stabil genug sind, um bei einem Unfall durch den 3-Punkt-Gurt wirklich geschützt zu sein. Der Wechsel auf den „Erwachsenengurt" ist für Kinder eine Umstellung. Dem Kind muss auch klar sein, dass man nicht mit dem Gurt spielen oder sich während der Fahrt abschnallen darf.

Eine Besonderheit stellen die **Fangkörpersitze** dar. Die Befestigung funktioniert hier nicht mit Gurt, sondern mit einer Art massivem Block, dem Fangkörper. Dieser muss sehr eng an Bauch und Brust angebracht werden, um die Sicherheit zu gewährleisten. Ist er zu locker, kann das Kind bei einem Unfall nach oben aus dem Sitz herausrutschen. Der Fangkörper kann auch nicht in der Größe verstellt werden wie Gurte, das heißt, er hat immer die gleiche Größe, ist somit für kleinere Kinder meist zu groß und für größere Kinder schnell zu eng. Ein kleineres Kind kann also eher herausgeschleudert werden, und ein großes Kind wird seine Eltern wahrscheinlich überreden, den Fremdkörper zu locker anzubringen, was auch wieder ein Risiko birgt. Bei einem Aufprall übt der Fangkörper auch sehr viel Druck auf den Brustkorb, Bauchraum und die inneren Organe aus. Der lokale Druck auf den Bauch erreicht während einer Notbremsung bei den älteren Sitzmodellen 80 bis 250 Kilogramm!

Jacke aus im Auto!
Uns allen ist klar, dass wir uns immer anschnallen müssen, aber wusstest du, dass es genauso wichtig ist, dass der Gurt richtig sitzt? Deshalb zieh deinem Kinde die Jacke im Kindersitz oder in der Babyschale unbedingt aus! Dicke Jacken oder Winterkleidung können die Wirksamkeit des Sicherheitssystems beeinträchtigen. Wenn dein Kind warm eingepackt und angeschnallt im Kindersitz sitzt, kann die Jacke bei einem Unfall zusammengedrückt werden. Dadurch entsteht zwischen dem Kind und den Sicherheitsgurten zu viel Spielraum, was das Risiko von Verletzungen erhöht, da die Gurte nicht fest genug am Körper des Kindes anliegen. Noch dazu können sich Reißverschlüsse und andere Verschlüsse durch die immense Kraft bei einem Aufprall in den Brustkorb hineindrücken. Dasselbe Risiko gilt übrigens auch für Erwachsene! Wenn es

kalt ist, kannst du eine Decke verwenden oder eine spezielle Einschlag-
decke für Babys, in die dein Kind nach dem Anschnallen mit den Armen
reinschlüpft und die Decke somit über dem Gurt liegt. Es gibt auch Ein-
schlagdecken, die Löcher für die 5-Punkte-Gurtfixierung haben. Achte
aber immer darauf, dass die Gurte eng genug anliegen.

 Merke:

- Autositze nur mit Kind gemeinsam kaufen.
- Checke deinen Fahrzeugtyp, die Montage und die Plätze für
  den Kindersitz.
- Kind und Erwachsene immer ohne Jacke anschnallen!

5.2 Sicher reisen mit dem Flugzeug

Kindersitze kann man auch beim Reisen im Flugzeug benutzen. In der
Öffentlichkeit werden nur die wirklich schweren Flugzeugabstürze wahrgenommen, was den Eindruck erweckt, dass man diese nicht überleben
kann. 90 Prozent aller Flugzeugunglücke sind aber technisch überlebbar.
Dies ist durch moderne Sicherheitselemente wie Sitze und Rückhaltesysteme möglich. Leider zeigen aber internationale Studien auch, dass das
für Kinder nicht gleichermaßen gilt. Ähnlich wie beim Fangkörpersitz kann
bei einem Bauchgurt immenser Druck auf die Kinder einwirken, insbesondere bei kleinen Kindern, die auf dem Schoß der Erwachsenen sitzen.
Sie sind ungenügend geschützt und tragen bei einem Notfall durch den
einschnürenden Bauchgurt schwere Verletzungen davon. Dieser hält das
Kleinkind zwar auf dem Schoß, gleichzeitig sitzt das Kind jedoch vor dem
Erwachsenen und wird im Falle eines Aufpralles vom schwereren, nach
vorne fallendem Körper zusammengedrückt wie ein Klappmesser (siehe
auch Thema Schlittenfahren Seite 86).

Doch es gibt eine Lösung: Babys und Kinder sollten bis zu einer
Körpergröße von 125 Zentimetern im Flugzeug mit einem eigenen
Rückhaltesystem transportiert werden. Du kannst dich darüber vorab
bei deiner Fluglinie informieren. Es gibt extra Listen der verschiedenen Airlines, welche Rückhaltesysteme zugelassen sind. Am Kindersitz

selbst ist meist ein „For use in aircraft"-Zeichen vom TÜV Rheinland angebracht.

Expertentipp

Auch hier empfehle ich wieder den Fachhandel. Bei manchen Händlern kannst du einen Kindersitz für deine Flugreise mieten.

 Merke:

Das „Baby Bassinet" – die Baby-Wanne – bietet in Flugzeugen übrigens keinerlei Schutz, weshalb bei Start, Landung oder im Notfall das Baby auch herausgenommen werden muss.

Druckausgleich

Beim Thema Reisen im Flugzeug sollte noch erwähnt werden, dass der Druckausgleich der Ohren von Kindern und Babys noch nicht so gut funktioniert wie bei Erwachsenen. Sie bekommen deshalb manchmal Ohrenschmerzen. Bei Erwachsenen geschieht der Druckausgleich ca. einmal pro Minute, bei Babys nur etwa alle fünf Minuten, wenn sie schlafen sogar noch seltener. Denke daran!

Expertentipp

Beim Starten und Landen kannst du deinem Kind etwas zu trinken oder essen anbieten oder es stillen. So führst du den Druckausgleich aktiv herbei. (Meist gelten gesonderte Regelungen für Babynahrung und Flüssigkeiten im Handgepäck. Klär das vorab mit deiner Airline.)

5.3 Gefahren im Straßenverkehr

Je größer Kinder werden, desto mehr spielt sich das Leben nicht nur im häuslichen Umfeld ab, sondern auch draußen und im Straßenverkehr.

Natürlich möchten wir als Eltern jeden Unfall durch Prävention unbedingt vermeiden. Kinder zählen aufgrund ihrer körperlichen Voraussetzungen jedoch weiterhin zu den besonders gefährdeten Gruppen im Straßenverkehr. Was kannst du also tun? Eine frühe Verkehrserziehung und das Erlernen von Verkehrsregeln und das Bewusstmachen von Gefahren ist besonders wichtig. Dabei solltest du aber wissen: Kleinkinder können vieles am Straßenverkehr noch nicht richtig einschätzen. Dazu bedarf es einiger körperlicher Voraussetzungen, die Kleinkinder einfach noch nicht haben. Dein Schützling nimmt seine Umwelt noch ganz anders wahr als wir. Das gilt insbesondere beim Richtungshören oder Wahrnehmen von Geschwindigkeiten. Erst mit etwa neun Jahren ist das räumliche Sehen ausreichend entwickelt, und ein Kind kann abschätzen, wie weit verschieden große Autos entfernt sind. Vorher nimmt es das Größere als näher wahr, was natürlich einige Gefahren birgt. Ebenso verhält es sich beim Geschwindigkeitsempfinden: Erst ab etwa sechs Jahren kann ein Kind sich vorstellen, wie lange es dauert, bis sich ein Fahrrad im Vergleich zu einem Auto nähert.

Deshalb gilt bei der Verkehrserziehung, Kinder im Rahmen ihrer Möglichkeiten und Fähigkeiten aufzuklären und hinzuführen! Kindgerechtes Üben und gemeinsames Teilnehmen am Straßenverkehr sind dabei genauso wichtig wie das Lernen am Vorbild und am Modell. Hältst du dich selbst immer an die Verkehrsregeln und trägst einen Helm, wird dein Kind dies bereitwilliger auch tun.

Expertentipp

Mit der Verkehrserziehung kann man spielerisch beginnen. Zum Beispiel wenn du mit deinem Kind an der Ampel stehst: Wer sieht als Erster, wann die Ampel auf Grün springt? So lernen Kinder, dass „Grün" losfahren oder losgehen bedeutet. Du kannst mit deinem Kind auch eine Ampel mit einer roten und grünen Seite selbst bauen und dann ein Stop-Go-Spiel mit verschiedenen Fahrzeugen spielen.

In Kinderbetreuungseinrichtungen werden oft Ausflüge zu lokalen Polizeidienststellen unternommen und Lernmaterialien zur frühen Verkehrserziehung angeboten. Auch online findet sich viel Gratismaterial. Wichtig sind beim Thema Verkehr aber auch klare Grenzen. Aus meiner Sicht sind Straßen kein Ort für freies Spielen. Wenn Kinder eine Schnellstraße zu Fuß überqueren oder einem Tier oder Ball hinterherlaufen wollen, heißt es ganz klar: Stopp! Hier droht Lebensgefahr! An dieser Stelle verzichte ich ganz bewusst auf Fallgeschichten. Ich bin nur eine von circa 9000 aktiven Notärzten in Deutschland und ich allein könnte schon eine Menge traumatischer Berichte über Kinder im Straßenverkehr teilen.

Helm ist Pflicht!

Deshalb dulde ich auch keine Diskussion und verstehe keinen Spaß beim Thema Helmpflicht. Glücklicherweise ist es in den letzten Jahren auch immer üblicher geworden, einen zu tragen. Dein Kind sollte immer einen Helm auf dem Kopf haben, wenn es draußen mit dem Rutschauto, Roller, Fahrrad oder Dreirad fährt. Außerdem ist es auch sicherer, mit Helm im Fahrradanhänger zu sitzen. Für den Fall eines Sturzes besitzt ein Fahrradanhänger zwar in der Regel einen Überrollbügel, trotzdem ist der Kopf mit Helm besser geschützt.

So sitzt der Fahrradhelm richtig

1. Waagerecht
Der Helm sitzt waagerecht auf dem Kopf. Dadurch bietet er auch Schutz für Gesichts- und Stirnpartie.

2. Y-Band umrahmt das Ohr
Das Y der Bänder umrahmt das Ohr. Die Regulierungsschnalle befindet sich unmittelbar unter dem Ohr.

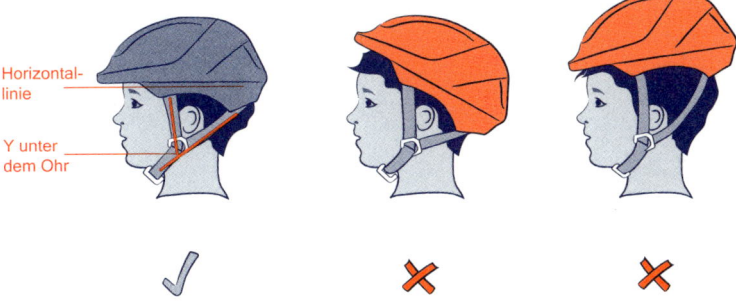

Horizontal-
linie

Y unter
dem Ohr

Auch beim Wintersport ist ein Helm unverzichtbar: Sei es beim Skifahren, Rodeln oder Schlittenfahren. Er schützt das wichtigste Organ, und mit Kopfverletzungen ist nicht zu spaßen! Fahrradhelme schützen jedoch nur, wenn sie auch eine CE-Nummer haben und nach EN 1078 gekennzeichnet sind.

Ein Helm sollte mindestens zwei Zentimeter dick und circa 300 Gramm schwer sein und die Stirn und Schläfen komplett bedecken. Der Verschlussriemen sollte 1,5 Zentimeter breit sein und straff unter dem Kinn sitzen. Am besten liegt der Verschluss seitlich und ist möglichst leicht bedienbar. Suche den Helm gemeinsam mit deinem Kind aus, damit er sicher passt. Auch wenn es verlockend ist und manchmal vielleicht kostengünstiger, etwas online zu bestellen, empfehle ich auch hier das Fachgeschäft. Dort kannst du verschiedene Modelle ausprobieren und dich beraten lassen. Denn ähnlich wie bei der Auswahl der ersten Schuhe oder des Kindersitzes garantiert hier der richtige Kopfumfang noch nicht, dass der Helm wirklich richtig sitzt. Außerdem soll er ja auch noch gefallen!

5.4 Schlittenfahren

Beim sicheren Schlittenfahren gilt es, ein paar Dinge zu beachten: Das Tragen eines Helmes ist die erste Voraussetzung. Hinzu kommt die korrekte Position beim Fahren, die dein Kind im Notfall vor Schlimmem schützen kann. Sitzt die schwerere Person nämlich auf dem Schlitten hinter der leichteren Person, kann diese bei einem Aufprall zusammengequetscht werden (ähnlich wie im Flugzeug). Wenn hingegen die schwerere Person vor dem Kind sitzt, wird dieses bei einem Aufprall nur gegen den Rücken der vorderen Person gedrückt, was das Verletzungsrisiko erheblich minimiert. Dies gilt natürlich auch für größere Geschwisterkinder.

 Merke:
Der größere, schwerere Mensch gehört nach vorne!

Aufprall je nach Sitzposition

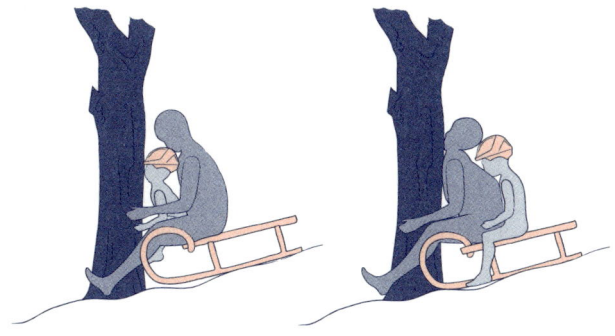

5.5 Sicherheit im Garten

Die Sicherheit im Garten ist für Eltern von Babys und Kleinkindern von entscheidender Bedeutung, da der Garten eine Verlängerung des sicheren Zuhauses darstellt und Kinder hier, an einem vor Straßenverkehr geschützten Ort, selbstständig spielen, erkunden und lernen können sollen.

Darauf kannst du achten
1. Umzäunung und Tore: Stelle sicher, dass der Garten mit einem stabilen Zaun abgegrenzt ist, sodass Kinder nicht unbeaufsichtigt auf die Straße oder in gefährliche Bereiche gelangen. Halte daher auch Türen und Tore geschlossen oder sichere sie mit kindersicheren Verschlüssen ab, insbesondere, wenn Kinder allein und unbeobachtet im Garten spielen. Sag dies auch den Lieferdiensten/Postboten, falls immer wieder das Tor offen gelassen wird.

Auch Brunnen, Wasserstellen, Planschbecken und Pools gehören umzäunt oder abgedeckt. Selbst die Regentonne gehört hier übrigens dazu, auch in ihr kann man ertrinken!

2. Giftige Pflanzen: Kleinkinder neigen dazu, alles in den Mund zu nehmen. Wenn es möglich ist, solltest du giftige Gewächse gar nicht erst anpflanzen oder aus deinem Garten entfernen. Unter www.gizbonn.de findest du hilfreiche Informationen dazu.

3. Sichere Spielbereiche: Schaffe im Garten sichere Spielbereiche, also frei von scharfen Kanten und rostigen Metallen. Wenn möglich, kann man unter Spielgeräten auch noch weichen Untergrund wie Mulch oder Sand bringen, um Stürze abzufedern. Spielgeräte sollten immer entsprechend der Vorschrift sicher und fest im Boden verankert werden. Beobachte dein Kind an den Geräten, eventuell sind weitere Sicherheitsmaßnahmen notwendig, weil es körperlich noch nicht so weit und aus diesem Grund zum Beispiel die Rutsche noch zu hoch oder zu steil ist.

4. Gartengeräte und Chemikalien sichern: Lagere Gartengeräte, Rasenmäher, Dünger, Pestizide und andere Chemikalien außerhalb der Reichweite von Kindern und in verschlossenen Behältern und Schränken oder Schuppen. Stelle sicher, dass Kinder keinen Zugang zu diesen gefährlichen Substanzen haben. Dies gilt auch für Außensteckdosen und elektrische Geräte. Sie sollten sicher aufbewahrt werden. So kann dein Kind die Natur auch alleine erkunden und genießen.

5.6 Sicherheit auf dem Spielplatz

Das Spielen draußen an der frischen Luft fördert die gesunde Entwicklung von Kindern, umgekehrt wirkt sich Bewegungsmangel bekanntermaßen negativ auf ihre Wahrnehmungsfähigkeit und Motorik aus. Ungeschickte Kinder sind unsicherer in ihren Bewegungsabläufen und können sich daher leichter verletzen. Abgesehen davon birgt Bewegungsmangel natürlich die Gefahr späterer Fettleibigkeit mit all ihren Gesundheitsrisiken. Deshalb sollten sich Kinder regelmäßig auf Freiflächen oder Spielplätzen austoben können. Sie lernen dabei ihre körperlichen Fähigkeiten kennen und bilden diese weiter.

Kleidung

Ein sicherer Spielplatzbesuch beginnt dabei schon mit der Auswahl der richtigen Kleidung: Die Risiken von Kordeln und Bändern habe ich bereits erwähnt, dein Kind sollte auf dem Spielplatz auch auf Halsketten, Ringe oder Armkettchen verzichten.

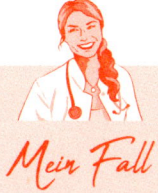

Mein Fall

Als Notärztin wurde ich einmal zu einem Fall gerufen, der nur mithilfe der Feuerwehr gelöst werden konnte. Ein circa fünf Jahre altes Mädchen wollte über einen Zaun klettern. Es hatte sich dabei mit seinem Ring am Finger so in einem Maschendrahtzaun verhakt, dass es nicht mehr freikam und sich schon Ableddrungen an der Haut zugezogen hatte. Am Ende musste die Feuerwehr den Ring, der vom angeschwollenen Finger nicht mehr zu entfernen war, durchtrennen. Das Kind musste sich im Krankenhaus einer langwierigen Haut- und Weichteilrekonstruktion unterziehen und wird lebenslang Narben und Funktionseinschränkungen behalten.

Auch Schals und Halstücher sollten insbesondere beim Klettern und auf Gerüsten sicher in der Jacke verstaut (Reißverschluss zu) oder ausgezogen werden. Auch sollte die Kleidung dem Wetter angepasst sein, ebenso die Schuhe. Mit rutschigen Sohlen kann man nicht richtig spielen und klettern. Und mit nassen Füßen macht der Spielplatzbesuch bei Regen genauso keinen Spaß.

Geräte

Spielplatzgeräte müssen einer bestimmten Norm entsprechen, wenn es sich um einen öffentlichen Spielplatz oder einen Spielplatz einer Einrichtung handelt. Sicherlich kann man erwarten, dass die allgemeinen Vorgaben eingehalten werden. Wenn ihr jedoch merkt, dass ein Spielplatz komplett durchgerostete Geräte hat oder vermüllt ist (Achtung: Vergiftungsgefahr durch Zigarettenstummel in Sandkästen, Spritzen oder Tablettenreste), solltet ihr unbedingt an die zuständige Stelle/Behörde Rückmeldung geben.

Womit sich dein Kind auf dem Spielplatz beschäftigt, hängt natürlich von seinen Interessen ab. Entwicklung verläuft individuell, und es gibt keine Regeln, was ein Kind in welchem Altern tun darf oder können sollte.

Als Faustregel gilt: Dein Kind kann jedes Gerät auf dem Spielplatz benutzen, auf das es selbstständig hoch- und runterklettern kann. Du wirst bestimmt schnell merken, welcher Spielplatz oder welche Geräte noch zu groß oder zu hoch sind.

Expertentipp

Leider sehe ich immer wieder Eltern, die Krabbelbabys zum Spielen oder Rutschen auf großes Klettergerüst hochhieven. Dies ist selbstverständlich nicht im Sinne des Erfinders. Allein die Fallhöhe birgt hier riesige Gefahren. Kommt dein Kind nicht selber hoch, ist das Spielgerät in der Regel auch noch nicht geeignet. Meist gibt es verschiedene Spielplätze in der Gegend, die für unterschiedliche Altersstufen geeignet sind, oder auf einem Spielplatz auch verschiedene Geräte für Groß und Klein. Erkundige dich bei anderen Eltern oder mach dich gezielt auf die Suche nach passenden Spielplätzen!

Spielplatzregeln

Es mag vielleicht banal klingen, aber auf dem Spielplatz gilt: Erklär deinem Kind altersgerecht die „Grundregeln": Zeig ihm die Spielgeräte, führ sie ihm vor und weise auf mögliche Sicherheitsrisiken hin, etwa Laufen mit Stöckchen in der Hand. Zu den Grundregeln gehört auch der rücksichtsvolle Umgang mit anderen Kindern. Erkläre deinem Kind, dass es erst losrutschen darf, wenn unten kein anderes Kind mehr an der Rutsche sitzt oder steht. Es kann hier sonst zu Stürzen oder Verletzungen im Wirbelsäulenbereich kommen. Auch das Schubsen und Drängeln am Spielplatz kann insbesondere oben an Klettergeräten oder der Rutsche zur Gefahr werden. Ebenso sollten die Kinder beim Schaukeln darauf achten, dass im Schaukel- und Schwungbereich kein anderes Kind steht und verletzt werden könnte. Auch das Warten, bis man an der Reihe ist, will gelernt sein. Diese Dinge können aber auch kleine Kinder durchaus verstehen und umsetzen.

5.7 Unterschätzte Gefahr: Trampolin

Warum wir als Unfallchirurgen und Orthopäden das Trampolin nicht empfehlen, liegt, glaube ich, auf der Hand: Die Sturzgefahr ist hoch und die
Kräfte, die auf den Bewegungsapparat wirken, können kleine Kinder noch
nicht einschätzen und abfedern.

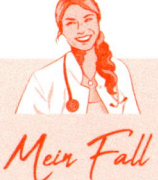

Mein Fall

*Jeder, der in der Unfallchirurgie arbeitet, kennt diese Fälle sicherlich: Mehrere
Kinder sind wild und unbeobachtet auf einem Trampolin gehüpft und eines lan-
det in der Notaufnahme. In meinem Fall hatte sich ein kleiner Junge leider am
ersten Tag der Sommerferien einen schweren Knochenbruch am Oberschenkel
zugezogen. Noch am selben Tag musste der Patient operiert werden. Der Bruch
wurde stabilisiert, und der Junge konnte bald wieder nach Hause. Das Toben
und Baden war jedoch für den Sommerurlaub vorbei. Auch schwere Kopfverletzungen (Platzwunden, Gehirnerschütterungen, Hirnblutungen) und Wirbelsäu-
lenverletzung (wenn man mit dem Rücken auf den nicht gesicherten Rahmen
knallt) sind im Zusammenhang mit dem Trampolin keine Seltenheit.*

Natürlich kann ich verstehen, dass ein Trampolin eine lustige Angelegen-
heit ist. Ich rede hier auch nicht von einem Mini-Trampolin (< 1,30 m) für
den Jumping-Sport, es geht hier um die großen Trampoline, die heutzutage in vielen Gärten stehen. Wenn es sich gar nicht vermeiden lässt, dann
sollte man wenigstens darauf achten, dass die Kinder:
- erst ab ca. 6 Jahren ein Trampolin bekommen,
- alleine auf dem Trampolin hüpfen,
- Trampoline benutzen, die ebenerdig in den Boden eingelassen sind
  (Achtung, auch hier kann man auf den Rand oder Boden knallen, jedoch mit weniger Fallhöhe!),

- Trampoline benutzen, die durch ein Netz und Bodenmatten geschützt sind,
- nicht auf dem Trampolin essen und trinken wegen der Gefahr des Verschluckens.

Achte darauf, dass Kinder diese Regeln einhalten, und solltest du selbst eines anschaffen, achte auf die Sicherheitsmerkmale (Sicherheitsnetze, Polsterungen, Rahmenkonstruktion) und Material- und Qualitätsstandards (Sprungtuch und Federn, Wetterbeständigkeit). Und ganz wichtig: Überprüfe das Trampolin vor jeder Saison auf seine Festigkeit und die Federn auf Rost und andere Schäden. Diese Regeln solltest du im Übrigen auch für Hüpfburgen beachten.

5.8 Sicherheit am Wasser

Kinder lieben Wasser und ich bin die Letzte, die dir jetzt auch noch den Spaß am Schwimmen „verderben" will. Der Ausflug ins Freibad, an den See oder ans Meer sollte aber für dein Kind so sicher wie möglich gestaltet werden. Natürlich ist es sinnvoll, dass Kinder so früh wie möglich schwimmen lernen. Die meisten Bäder, Seen und Städte bieten Schwimmkurse aber erst für Kinder ab circa vier Jahren an. Gefährlich ist jedoch das Alter, in dem sie meistens noch keinen Schwimmkurs machen, aber schon voll aktiv am Wasserrand umherflitzen. Aber auch die Krabbelkinder müssen am Wasserrand nonstop überwacht werden.

Wenn Kinder, die noch nicht schwimmen können, im und am Wasser sind, ist immer die volle Aufmerksamkeit der Eltern oder Betreuungspersonen gefragt. Eine Schwimmhilfe ist nie Ersatz für deine Aufsicht! Noch dazu haben Schwimmhilfen meistens den Nachteil, dass sie eine unnatürliche Position des Körpers und Kopfes im Wasser vorgeben, sodass das Schwimmenlernen und Paddeln sogar verzögert werden können.

Auch die Annahme, dass Säuglinge schwimmen und tauchen können, kann gefährlich werden. Es gibt zwar einen Reflex, den die Kinder quasi aus dem Mutterleib kennen. Es ist der sogenannten Tauchreflex, der das Einatmen von Wasser automatisch verhindert. Ungünstig ist nur, dass du nicht weißt, wann genau dieser verschwindet. Deshalb wird das Tauchen beim Babyschwimmen auch nicht mehr empfohlen. Das Babyschwimmen an sich kann eine schöne Erfahrung und beziehungsfördernde Aktivität für Eltern und Kind sein, sollte jedoch in ausreichend warmem Wasser und unter hundertprozentiger Aufsicht erfolgen.

Aufmerksamkeitsparadoxon

An dieser Stelle sei noch mal auf das Aufmerksamkeitsparadoxon hingewiesen. Dies gilt insbesondere auch für Geschwister: Erst ab circa 14 Jahren kann man einem Kind die Verantwortung für ein Kleinkind oder Baby übertragen, insbesondere in besonders gefährlichen Situationen wie beim Baden oder Schwimmen.

Kinder ertrinken leichter als Erwachsene. Grund dafür ist der andere Körperschwerpunkt – nämlich der Kopf. Bis zum Alter von etwa drei Jahren ist der Kopf im Vergleich zum restlichen Körper viel größer und schwerer. Das Kind ist deshalb motorisch kaum in der Lage, sein Gesicht über Wasser zu halten. Mit dem Kopf unter Wasser verliert es schnell die Orientierung. Bereits ab Wassertiefen von 10 Zentimetern kann man ertrinken, wenn man mit dem Gesicht hineinfällt. So auch in Planschbecken, Pfützen, Eimern, Regentonnen oder Toiletten. Noch dazu ertrinken Kinder dann „still". Es gibt kein Winken und Schreien, sondern sie sinken lautlos zu Boden/zum Grund.

Ein Tipp, damit Kinder im Wasser, egal ob See, Pool oder Meer, besser zu sehen sind: Wähle die Badebekleidung deines Kindes in auffälligen und kräftigen Farben, damit sie auch unter Wasser gut zu erkennen ist. Geeignete Farben sind Rot, Gelb, Orange oder Neon, schlecht sieht man unter Wasser Blau, Weiß, Grau, Schwarz oder Violet.

Badeunfall und Ertrinken

Ein Kind kann also auch zu Hause in der flach befüllten Badewanne ertrinken. Der Unterschied zwischen Badeunfall und Ertrinken liegt im Ausgang. Ein Badeunfall ist weitaus häufiger und nicht tödlich und schließt alle Unfälle im Zusammenhang mit Wasser ein. Das Beinahe-Ertrinken meint, dass ein Unfall im Wasser zwar mit Abfall der Sauerstoffkonzentration schon „fast" als Ertrinken ausgeht, dieses Ereignis aber für mehr als

24 Stunden überlebt wird. Wir reden nicht von Beinahe-Ertrinken, wenn dein Kind im flachen Wasser ausrutscht und du direkt danebenstehst und es nach einer kurzen Schreckenssekunde sofort wieder auftaucht! Im Jahr 2020 sind in Deutschland 378 Menschen ertrunken, die meisten davon in Flüssen oder Seen.

 Merke:

Keine Schwimmhilfe bietet absolute Sicherheit! Sie entbindet dich nicht von deiner Aufsichtspflicht. Auch mit einer Schwimmhilfe kann ein Kind ertrinken!

Auch auf Booten oder kleineren Schiffen sollte Kindern immer eine Rettungsweste angelegt werden oder sie sollten angeschnallt im Kinderwagen oder am Sitzplatz sitzen. Pools und Gewässerränder sollten auch nicht mit Dreirädern, Rollern oder Rutsch-Autos oder Fahrrädern befahren werden.

Notfall Badeunfall →112

Was du tun kannst, wenn dein Kind untergetaucht ist

- Hole dein Kind sofort aus dem Wasser. Lass dir dabei nach Möglichkeit helfen und nimm bei tiefem Wasser Rettungsring oder Rettungsboje mit. In der Panik kann nämlich auch der Retter selbst mit unter Wasser gezogen werden.
- Überprüfe Atmung und Bewusstsein.
- Keine Atmung und kein Bewusstsein →112 anrufen und Wiederbelebungsmaßnahmen starten (Seite 111).
- Bei Bewusstlosigkeit mit erhaltener Atmung: Bringe das Kind in die stabile Seitenlage (Seite 115).
- Wenn dein Kind bei Bewusstsein ist, atmet, aber viel hustet, auch Wasser abhustet, oder wenn es blubbert oder röchelt: Dann ist es ratsam, das Kind sofort von einem Arzt anschauen zu lassen. Insbesondere wenn Anzeichen von Atembeschwerden, Husten, Brustschmerzen, Müdigkeit oder Verwirrung dazukommen.

Auch wenn das Kind viel Wasser verschluckt hat und Symptome wie Erbrechen oder anhaltenden Husten zeigt, solltest du das Kind zu einem Arzt bringen. (Es gibt auch das zwar sehr seltene, aber durchaus gefährliche „zweizeitige" oder „sekundäre" Ertrinken: Dabei hat das Wasser die Lungenbläschen beschädigt und es kann sich ein sogenanntes Lungenödem bilden. Innerhalb der nächsten 24 Stunden kann das Kind Symptome zeigen.)

- Hustet das Kind einmalig kurz und lässt sich schnell beruhigen, ist das kein Grund zur Aufregung, und du brauchst dir auch keine Sorge um das sekundäre Ertrinken zu machen. Nach einem echten Badeunfall würde dein Kind nämlich heftig und anhaltend husten.
- Auch hier gilt wie immer: Du kennst dein Kind am besten! Behalte mögliche Veränderungen im Auge und vertraue auf dein Bauchgefühl.
- Treten Symptome wie Brustschmerzen, Husten, Atemnot, Fieber und Abgeschlagenheit nach einem Badeunfall auf, sollte unbedingt zügig ein Arzt aufgesucht werden.

 Merke:

- Das sekundäre oder zweizeitige Ertrinken ist relativ selten! Bleib aber aufmerksam für die Symptome.
- Jede Form von Bewusstlosigkeit muss überwacht werden und ist ein Notfall!

5.9 Sonnenstich und Hitzschlag

Das nächste Sommerthema im Urlaub, aber auch bei uns, ist das Thema Hitze. Hohe Temperaturen bergen Risiken, die Kinder nicht beurteilen können und leider auch oft von Erwachsenen unterschätzt werden.

Hitzschlag
Bei einem echten Hitzschlag steigt die Temperatur im Körperkern auf über 40 Grad und wird lebensbedrohlich. Man merkt dies an einer gerö-

teten, trockenen und heißen Haut. Der Kreislauf bricht dann zusammen, der Puls ist nur noch schwach tastbar. Steigt die Körperkerntemperatur weiter, kommt es wie bei extremem Fieber zur Denaturierung von Eiweißen und kann zum Tode führen. Kinder sind besonders gefährdet für einen Hitzschlag, weil sie empfindlicher auf Hitze reagieren und sich noch nicht so bemerkbar machen können. Gerade Babys haben körperliche Besonderheiten, die diesen Notfall begünstigen: Sie haben aufgrund der offenen Fontanelle (noch nicht verknöcherter Schädel) wenig Schutz und im Verhältnis dazu einen großen Kopf, über den die Regulation der Temperatur aber eingeschränkt ist. Der gesamte Flüssigkeits- und Wärmeaustausch funktioniert noch nicht so wie bei uns Erwachsenen. Ebenso das Schwitzen. Alles in allem eine ungute Kombination, die das Risiko erhöht.

Hitze in Auto und Kinderwagen

Im Zusammenhang mit diesem Thema sei darauf hingewiesen, dass kein Kind allein ins Auto gehört! Bereits bei einer Außentemperatur von 20 Grad steigt die Temperatur im Auto in fünf Minuten um plus vier Grad und in 30 Minuten um plus 16 Grad an! Berichte von toten Kindern, die im Sommer im Auto vergessen wurden, gibt es bedauerlicherweise jedes Jahr.

Lass das Kind daher niemals – und sei es auch noch so kurz – allein bei Hitze im Auto. Denk dabei auch daran, dass sich Hitze nicht nur auf den Sommer beschränkt. Auch zu jeder anderen Jahreszeit kann die Sonne Autos so extrem aufheizen, dass es gefährlich wird! Selbst mit Klimaanlage solltest du dein Kind niemals im Auto allein lassen. Die Anlage wird evtl. nach einiger Zeit automatisch ausgeschaltet, gedrosselt oder die Autobatterie kann leer sein. Sperre das Auto deshalb auch im Sommer ab, damit Kinder nicht darin Verstecken spielen können.

Es gehört auch kein Tuch über den Kinderwagen oder das Kinderbettchen, da dies die Luftzirkulation blockieren und so einen Hitzestau begünstigen kann. Denke auch an den Gewächshauseffekt und dass es unter Plastikabdeckungen wie Regenschutz zu immenser Wärme kommen kann.

Notfall Hitzschlag →112

Wie erkennst du einen Hitzschlag? Du kennst dein Kind wie immer am besten und solltest auf diese Symptome achten:

- Hat das Kind ungewöhnlich viel oder wenig Durst?
- Hat es eine Trinkschwäche?
- Ist der ganzen Körper hochrot, heiß und trocken? Oder hat das Kind sogar Fieber bis 40 Grad?
- Gibt dein Kind Kopf- oder Bauchschmerzen an?
- Hat es erbrochen?
- Hat es eine schnelle, flache Atmung?
- Ist es im schlimmsten Fall schon zu Krämpfen und Bewusstlosigkeit gekommen?

Dann ist natürlich sofort der Notarzt gefragt. Wenn du in anderen Situationen das Gefühl hast, deinem Kind ist es zu heiß, kannst du diese Maßnahmen ergreifen:

- Abkühlen: Schatten aufsuchen, in ein Gebäude gehen, feuchte Waschlappen oder feuchte Tücher in den Räumen aufhängen. Achtung: Kein Eis oder Coolpacks auf kleine Kinder, bitte unbedingt eine Unterkühlung vermeiden.
- Trinken/stillen (Achtung Wasservergiftung Seite 41).

Der echte Hitzschlag geht mit Gehirnschwellung und Zelluntergang einher und birgt das Risiko von Krampfanfällen sogar bis zum Tod. Hierbei sind dann Erste-Hilfe-Maßnahmen nötig wie die Wiederbelebung (siehe Seite 111) und stabile Seitenlage (siehe Seite 115).

Am besten lässt du es gar nicht so weit kommen, indem du Hitze und Luftstauung meidest. Raus aus der Hitze, rein ins Haus. Die richtige Auswahl an Kleidung und Kinderausstattung ist dabei auch wichtig. Kinderwagenhersteller haben das Problem oft schon angepackt und bieten Sonnenschirme und Sonnensegel an, ebenso Belüftungssysteme/Luftschlitze.

5.10 UV-Strahlung

Natürlich ist die Sonne nicht nur schlecht. Ohne sie wäre Leben auf der Erde nicht möglich. Sonnenlicht besteht aus verschiedenen Strahlentypen. Einer davon ist die UV-Strahlung, also ultraviolette Strahlung. Wir können sie nicht sehen und auch nicht spüren. Ein Teil der UV-Strahlung, die UV-B-Strahlung, ist sogar sehr wichtig für uns. Sie sorgt dafür, dass bei Kindern und Erwachsenen im Körper Vitamin D gebildet wird. Vitamin D braucht unser Körper unter anderem für den Knochenstoffwechsel und das Wachstum. Für Säuglinge wird in Deutschland deshalb die Gabe von 400 bis 500 I. E. Vitamin D pro Tag empfohlen – eines der wenigsten überhaupt empfohlenen Nahrungsergänzungsmittel. Die Fähigkeit, Vitamin D bilden zu können, entwickeln Babys nämlich erst mit der Zeit. Außerdem ist es für die besonders empfindliche Babyhaut wichtig, sie nicht der Sonnenstrahlung auszusetzen.

Als Erwachsene tragen wir die Verantwortung, unseren Kindern möglichst früh beizubringen, sich richtig vor der Sonne zu schützen und sie maßvoll zu genießen. Und auch hier gilt ein weiteres Mal: Kinder lernen am Vorbild!

Sonnenbrände

Sie heißen übrigens so, weil es wirklich Verbrennungen sind (siehe auch Thema Verbrennung Seite 68). Diese können deshalb auch genauso schmerzhaft wie Verbrennungen durch Feuer sein. Die Kinderhaut „merkt" sich solche Schäden, die dauerhaft zu Hautalterung führen und das Hautkrebsrisiko erhöhen. Das Risiko für hellen Hautkrebs steigt mit der Menge an UV-Strahlen, derer wir insgesamt im Leben ausgesetzt sind. Das Risiko für schwarzen Hautkrebs wird durch Sonnenbrände und kurzzeitig hohe UV-Belastung erhöht. Kinderhaut ist anders strukturiert als Erwachsenenhaut: Bei ihnen liegen die Hautstammzellen noch weiter „oben", also näher an der Hautoberfläche, sodass sie von UV-Strahlen auch leichter geschädigt werden können. Aus den Hautstammzellen entwickeln sich jedoch lebenslang neue Hautzellen. Tragen diese also einen Erbgutschaden durch Sonne in sich, kann das lebenslange Folgen haben.

Merke:

Bei Kindern erhöhen Sonnenbrände das Risiko, am schwarzen Hautkrebs zu erkranken, um das Zwei- bis Dreifache.

Sonnenbrände sind schmerzhafte Erfahrungen, die du mit ein paar Sicherheitsmaßnahmen vermeiden kannst.

Achtung: Säuglinge und Babys unter einem Jahr gehören mit ihrer empfindlichen Haut am besten gar nicht in die Sonne. Alle Körperpartien sind zu bedecken.

Um zu wissen, wie stark die UV-Strahlung am Tag ist und welche Art von Sonnenschutz ihr braucht, wird der UV-Index veröffentlicht. Du kannst ihn tagesaktuell auf Wetterportalen und im Wetterbericht nachlesen. Es gibt auch spezielle Testkarten, die man ganz einfach in die Sonne halten kann.

Der UV-Index (UVI) ist ein Maß für den Tagesspitzenwert der sonnenbrandwirksamen UV-B-Strahlung. Der Index ist international einheitlich und wird in ganzen Zahlen angegeben.

 Merke:

Je höher die Zahl, desto gefährlicher.

INDEX	STRAHLUNGS-INTENSITÄT	WAS TUN?
1 & 2	niedrig	kein Schutz erforderlich
3 & 4 & 5	mittel	Schutz erforderlich: Hut, T-Shirt, Sonnenbrille, Sonnencreme,
6 & 7	hoch	Schutz erforderlich: Hut, T-Shirt, Sonnenbrille, Sonnencreme
8 & 9 & 10	sehr hoch	Schutz absolut erforderlich: Zusätzlich zu oben: Aufenthalt im Freien möglichst vermeiden, Schatten aufsuchen
11 +	extrem	Schutz ein absolutes Muss: Zusätzliche zu oben: Aufenthalt im Freien vermeiden und drinnen bleiben

Merke:

- Mittagssonne meiden
- UV-Schutzkleidung/lange Kleidung
- Kopfbedeckung
- Ausreichend trinken
- Sonnencreme (ausreichende Menge LSF 30 bis 50)
- Schatten aufsuchen
- Sonnenbrille

Auf der Erde hängt die Stärke der UV-Strahlung vom Breitengrad, von der Jahreszeit und von der Tageszeit ab. Je näher man dem Äquator ist, desto intensiver ist sie, außerdem im Sommer stärker als im Winter, und von 11–15 Uhr ist sie am intensivsten. UV-Strahlung nimmt auch mit der Höhe zu, etwa 10 Prozent pro 1000 Höhenmeter. Sprich: In den Bergen ist die Intensität anders als in Hamburg. Zusätzlich reflektieren Schnee und Sand das Sonnenlicht, und dadurch entsteht eine höhere UV-Intensität. Schnee reflektiert sogar bis zu 80 Prozent der UV-Strahlung.

Schutz vor UV-Strahlung

Kleidung für die Sonne sollte so viel Haut wie möglich bedecken. Luftige, langärmelige Shirts und weit geschnittene lange Hosen oder Röcke sind am besten, möglichst aus wenig durchlässigem und dunklem Stoff. Kleidung, die aus Baumwolle oder Polyester besteht, sowie spezielle UV-Kleidung bieten sehr guten UV-Schutz. Kleidung, die mit dem UV-Standard 801 zertifiziert ist, garantiert diesen Schutz auch in nassem, gedehntem Zustand. Achte beim Kauf auf diese Markierung.

Das Tragen eines Kopfschutzes ist bei einem Aufenthalt in der Sonne sehr wichtig. Hier empfehlen sich Hüte mit breiter Krempe oder Sommermützen und Kappen mit Schirm für Schatten im Gesicht und zusätzlichem Nackenschutz. Am besten bestehen diese ebenfalls aus den oben genannten Materialien. Pralle Sonne auf den Kopf ist gerade bei Babys und Säuglingen aufgrund der offenen Fontanelle gefährlich! (Siehe Thema Hitzschlag Seite 95.)

Gerade älteren Kindern sollte man bei Sonnenschein immer genug zu Trinken anbieten, gestillte Kinder hingegen brauchen nichts extra. Aber auch hier gilt: öfter mal anbieten.

Expertentipp
Bei älteren Kindern kannst du die Trinkmenge erhöhen, indem du Infused Water anbietest: Wasser mit schwimmenden Gurken oder Orangenstückchen schmeckt gleich besser.

Sonnencremes für Kinder

Eine gute Sonnencreme ist im Sommer ein Must-have! Unterschieden wird zwischen Cremes mit mineralischem Filter und solchen mit chemischem Filter. Mineralische Filter enthalten Zinkoxid und Titanoxid und lassen die Haut deshalb leicht weiß aussehen. Chemische Filter sind von der Grundidee zwar ähnlich, in den Cremes aber in kleinster Form, in sogenannten Nanopartikeln oder Nanofiltern, enthalten. Die Partikel sind kleiner als 5 Nanometer, also tausendmal dünner als ein Menschenhaar. Sie können daher in die Haut und Zellen eindringen. Bislang ist nicht bekannt, wie sie sich auf den menschlichen Organismus auswirken, wenn sie über Jahrzehnte benutzt werden. Hier gilt jedoch: Lieber UV-Schutz als eine Chemotherapie bei Hautkrebs.

Deshalb wird Folgendes empfohlen:

- Kinder von 1–2 Jahren: mineralische Filter
- Kinder >2 Jahre: auch „klassische" chemische Filter möglich

Lies dir unbedingt die Angaben auf der Creme durch und informiere dich.

 Merke:
Der Lichtschutzfaktor (LSF) sollte immer mindestens 30, besser sogar 50 sein.

Für einen wirksamen Sonnenschutz ist es wichtig, eine ausreichende Menge an Creme zu verwenden. Hier gilt die Faustregel: Verwende pro Körperregion mindestens zwei „Creme-Schlangen", die so lang sind wie der

Finger deines Kindes (dasselbe gilt für dich)! Außerdem gut zu wissen: Die meisten „wasserfesten" Cremes sind nicht wirklich wasserfest, sondern sie schützen lediglich auch im Wasser. Nach dem Baden, Abtrocknen und nach etwa zwei bis drei Stunden muss man diesen Schutz immer erneuern. Wer zu wenig oder zu selten cremt, spart an der falschen Stelle. Im Gesicht sollte man übrigens jeden Tag, den man draußen im Tageslicht verbringt, Sonnenschutz auftragen, um Hautalterung zu vermeiden.

Nicht nur die Haut, auch die Augen werden durch die UV-Strahlen gefährdet. Sie können Entzündungen im Auge verursachen und langfristige Folgen wie Grauen Star und Krebserkrankungen am Auge auslösen. Babys und Kleinkinder sind wegen ihrer helleren Augenlinsen besonders gefährdet. Es gelangen nämlich mehr UV-Strahlen ins Augeninnere, die die Netzhaut schädigen können. Brauchen Babys also immer Sonnenbrillen? Nein! Aber gerade im ersten Urlaub am Strand, im Winter beim Wandern in den Bergen oder generell bei Fernreisen ist eine Sonnenbrille sinnvoll, da es nicht immer möglich ist, sich im Schatten aufzuhalten.

 Merke:

Sonnenbrillen für Babys und Kinder

- Babys und Kinder brauchen mindestens einen Blendschutz der Kategorie 2.
- Am Wasser oder im Winterurlaub eignet sich die Kategorie 3 sogar noch besser.
- Zur Kategorie 2 gehören Gläser mit 57–82 Prozent Tönung, zur Kategorie 3 gehören Gläser mit 82–92 Prozent Tönung.
- Die Brille sollte möglichst bruchfest sein.
- Auf der Brille sollte der UV-Schutz „UV-400" stehen (Strahlen unter 400 nm werden blockiert).
- Die Brille hat die Qualitätssiegel: CE-Zeichen, DIN EN ISO 12312-1 und die Richtlinie 89/686 EEC.
- Größe der Brille: Sie sollte das ganze Auge (auch seitlich) bedecken. Idealerweise reicht die Sonnenbrille von den Augenbrauen bis zum Gesichtsrand.

Achtung: Hinter getönten Gläsern ohne richtigen UV-Schutz, das heißt bei „falschen" bzw. „billigen" Gläsern, stellen sich die Pupillen weit, sodass sogar mehr schädliche UV-Strahlen ins Augeninnere eindringen, als wenn man gar keine Brille trägt! Das gilt auch für Erwachsene. Trage also lieber keine Brille, bevor du eine schlechte nutzt. So können deine Augen wenigstens selbst reagieren und sich regulieren. Leider sind CE-Zeichen und UV-400-Markierung leicht zu fälschen. Kaufe Sonnenbrillen also lieber im Fachgeschäft als am Straßenstand.

Schatten sollten für Kinder und Babys immer ausreichend zur Verfügung stehen und aufgesucht werden, gerade mittags. Am Strand, im Garten oder auf dem Spielplatz kannst du diesen unter Schirmen, Segeln und Bäumen suchen.

Sonnenbrand

Wenn dein Kind doch einmal einen Sonnenbrand hat, sind diese Punkte zu beachten:

- Das Wichtigste ist, raus aus der Sonne! Schirme dein Kind in jedem Fall vor weiterer UV-Strahlung ab. Lasse es gegebenenfalls nur noch mit langer Kleidung draußen spielen. Die sonnenverbrannte Haut des Kindes darf erst wieder in die Sonne, wenn sie komplett ausgeheilt ist.
- Die Haut mit kalten (nicht zu kalten) und feuchten Umschlägen kühlen.
- Es gibt auch kühlende Cremes und Gels, die die Symptome lindern und die Heilung unterstützen können. Das gilt vor allem, wenn es sich schon um echte Verbrennungen 1. Grades und höher handelt.
- Auch reiner natürlicher Aloe-Vera-Saft direkt aus der Pflanze hilft (Feuchtigkeit und Kühlung).
- Kratzen und Jucken nach Möglichkeit vermeiden. Die gereizten Hautstellen sollten keiner Reibung ausgesetzt werden. Am besten auch nur mit luftiger, lockerer Kleidung bedecken. Bläschen wegen der Entzündungsgefahr nicht selbst öffnen oder entfernen. Besprich ggf. mit deinem Kinderarzt die Verwendung von Juckreiz lindernden Cremes.
- Verbrennungen 2. oder 3. Grades sollten immer einem Arzt vorgestellt werden! (Siehe auch Verbrennungen Seite 68.)

Zusammengefasst

- Sicherheit draußen umfasst: Fahren, Reisen, Sport, Spielen und Schwimmen. Kenne die Sicherheitsrisiken und wie du sie minimierst, ohne den Spaß zu vergessen!
- Lass dein Kind trotzdem immer wertvolle Selbsterfahrungen machen, ohne es zu überfordern. Beachte dabei das Alter und die motorische Entwicklung deines Kindes.
- Achte auf die Witterung und passe die Kleidung entsprechend an. Denk an das Risiko Hitzschlag und an Sonnenschutz (Brille, Kleidung, Sonnencreme)!

6. Richtiges Verhalten im Kindernotfall

Alle 17 Sekunden verletzt sich ein Kind in Deutschland so, dass es ärztlich behandelt werden muss. Unfälle betreffen besonders häufig Säuglinge und kleine Kinder unter fünf Jahren. Dabei sind bestimmte Unfälle für bestimmte Altersgruppen typisch.

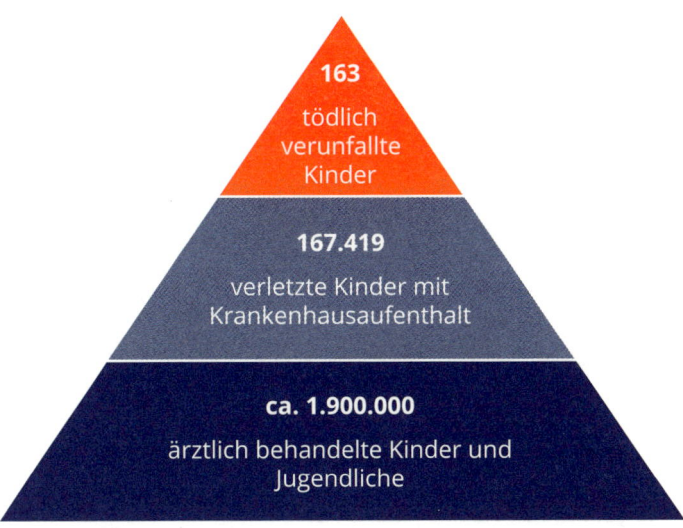

* Bundesarbeitsgemeinschaft Mehr Sicherheit für Kinder e. V., Unfallstatistiken, Quellen der Grafik: Todesursachenstatistik und Kankenhausdiagnosestatistik (2021) des Statistischen Bundesamtes sowie eigene Hochrechnungen auf Basis der KIGGS-Studie (2015). Unter: https://www.kindersicherheit.de/fachinformation/unfallstatistiken (Abrufdatum: 22.07.2024).

Häufung von Unfällen bei Kindern

0–6 Monate:	Sturzunfälle, Transportunfälle, Ersticken
ca. 7 Monate bis etwa 4 Jahre:	Verschlucken von Gegenständen, Vergiftungen/Verätzungen, Verbrühungen/Verbrennungen, Stürze, Ertrinken
ca. 5 Jahre:	Stürze und Zusammenstöße, Verkehrsunfälle

6.1 Notruf absetzen

Ohne Angst schüren zu wollen: Ein Notfall oder Unfall kann dich jederzeit, völlig unvorbereitet, überall auf der Welt und zu jeder Tages- und Nachtzeit treffen. Deswegen solltest du wissen, wie du dort, wo du gerade bist, einen Notruf absetzt. Man kann sogar in den USA 112 wählen. Notfallnummern funktionieren ohne Tastensperre und ohne Guthaben auf jedem Telefon.

Wähle die **112** und sei vorbereitet auf diese Fragen: Wer? Was? Wann? Wo? Wie viel?

Bleibe unbedingt am Apparat und lege nicht auf, bevor dir der Rettungsdienst oder das Personal bei der Leitstelle genaue Anweisungen gegeben hat. Vielleicht fragen sie genauer nach der Adresse, nicht selten bekommt man auch per Telefon schon eine Anleitung, was und wie etwas zu tun ist. Bringe unbedingt auch schon kleinen Kindern die Nummer 112 bei.

Expertentipp

Ein Merkspruch für Kinder für die Nummer 112 ist: eine Nase, ein Mund, zwei Augen →**112**.

Auch Kinder auf Notfälle vorbereiten

Es gibt immer wieder Berichte über Kinder, die ihre Eltern oder Großeltern retten konnten, weil sie die Notrufnummer kannten und gewählt haben. Besprich deshalb mit deinem Kind, was in einem Notfall zu tun ist. Erkläre ihm, welche unvorhergesehenen Situationen entstehen können und wie es sich dann verhalten und Hilfe holen kann (zum Beispiel die Nachbarn). Besprich mit ihm auch, was ihr tun könnt, wenn ihr euch in einer großen Menschenmenge verliert – nämlich euch an einen vorab vereinbarten Treffpunkt begeben. Alles, was der Vermeidung von oder der Vorbereitung auf einen Notfall oder Unfall dient, gibt dir und deinem Kind ein besseres Gefühl und mehr Sicherheit – und dadurch letztlich mehr Entwicklungsspielraum.

Expertentipp

Ich spiele mit meinem Kind regelmäßig das „Was-wäre-wenn-Spiel": Dazu stelle ich ihm spielerisch Fragen wie: Was wäre, wenn Mami ein Aua hat und im Keller Hilfe bräuchte? Mein Kind weiß dann, dass es in dem Fall zu unserer Nachbarin gehen soll.

Wenn ihr als Familie wandert oder einen Ausflug macht, solltest du immer ein geeignetes Kontaktmittel, also zum Beispiel ein Mobilfunkgerät, dabeihaben, das natürlich auch geladen sein muss! Versteh mich bitte nicht falsch, auch ich bin ein großer Fan von Camping in der Einöde, aber: Ich habe dann alles Nötige für die wichtigsten Unfälle in meinem Rucksack parat (siehe hierzu das Thema Reiseapotheke Seite 165) und außerdem ein Notfallhandy dabei, oder ich weiß, wo die nächste Kontaktmöglichkeit ist. Falls dir doch mal in der Einöde ein potenziell lebensbedrohlicher Notfall begegnet, informiere ich dich nun über die nötigen Grundlagen dazu.

6.2 Fremdkörperaspirationen und Ersticken

Gemeint ist hier das „echte" Verlegen der Atemwege durch Gegenstände. Durch die Abdichtung gelangt kein Sauerstoff mehr zu Lunge, Herz und Hirn und das Kind kann ersticken. Dieser Notfall tritt am häufigsten bei Kindern im Alter zwischen sechs Monaten und fünf Jahren auf. In diesem Alter erkunden Kinder ihre Umwelt noch viel mit dem Mund und lernen das selbstständige Essen.

Ab etwa drei Monaten beginnen Kinder, Dinge mit den Händen zu greifen, festzuhalten und zu erforschen. Es wäre für ihre Entwicklung also falsch, sie daran zu hindern, Dinge in den Mund zu stecken, noch dazu ist es schier unmöglich! Also musst du so gut wie möglich dafür sorgen, dass nur solche Dinge in ihrer Nähe sind, die hinsichtlich Größe, Konsistenz und Material unbedenklich sind. Unbedingt wegräumen solltest du diese Dinge:

- Beeren
- Bügelperlen
- Flummis
- Fruchtkerne
- Granulat
- Haarspangen
- kleine giftige Dinge (siehe auch Beikost und Vergiftung)
- kleine Holzklötze
- kleine scharfkantigen Dinge
- Knöpfe
- Luftballons und Luftballonfetzen (diese können die Luftröhre abdichten)
- Münzen
- Murmeln
- Nüsse
- Perlen
- Pflanzen
- Plastikteile
- Popcorn (dehnen sich aus)
- Trauben
- Waterbeads (besonders tückisch, da sie aufquellen können)
- und vieles mehr …

Absoluter Notfall bei Verschlucken von: →112
- **Knopfbatterien**
- **Magneten**
- **Näh- oder Stecknadeln**

Suche mit deinem Kind bitte sofort das Krankenhaus auf! Diese Teile können zu schwerwiegenden bis tödlichen Verletzungen der Speiseröhre und des Magen-Darm-Trakts führen.

Das Hauptanzeichen für das Verschlucken eines Gegenstands ist anhaltender Husten, der von Keuchen und einsetzender Atemnot begleitet sein kann. Oben habe ich bereits das ineffektive im Gegensatz zum effektiven Husten beschrieben. Beim ineffektiven Husten gelingt es deinem Kind nicht, den verschluckten Gegenstand abzuhusten, was sich darin zeigt, dass der Husten leiser wird und sich das Bewusstsein deines Kindes verschlechtert. Weil es nicht ausreichend Sauerstoff erhält, kann sein Gesicht einen bläulichen Farbton annehmen. In diesem Moment ist sofortiges Handeln erforderlich! Sollte das Kind bewusstlos werden, musst du zu Reanimationsmaßnahmen übergehen und zusätzlich so schnell wie möglich den Rettungsdienst rufen →**112**!

Unterstützung beim ineffektiven Husten

Beim Verschlucken von Fremdkörpern mit ineffektivem Husten kannst du dein Baby folgendermaßen unterstützen (siehe auch Thema Verschlucken): Du bildest mit der einen Hand einen C-Griff (siehe Abbildung Seite 41), legst das Kinn des Kindes in deine Hand, beugst das Kind bäuchlings mit dem Kopf nach unten vornüber und klopfst anschließend mit der flachen Hand kräftig zwischen die Schulterblätter (circa fünfmal). Oft löst sich der Gegenstand durch die Lage nach unten, die Schwerkraft, den Hustenstoß und deine Klopfaktivität. Bei einem etwas größeren Kleinkind kannst du einfach kräftig zwischen die Schulterblätter klopfen (ohne C-Griff).

Heimlich-Manöver

Wenn der Gegenstand durch das Klopfen nicht gelöst wird und das Kind schon über ein Jahr alt ist, kannst du das sogenannte Heimlich-Manöver versuchen (benannt nach dem US-amerikanischen Arzt Henry J. Heimlich). Dabei erhöhst du durch mehrere ruckartige Kompressionen auf den Oberbauch deines Kindes den Druck auf die Lunge, um den Gegenstand herauszudrücken.

Am besten umgreifst du dein Kind von hinten, als würdest du es umarmen wollen, legst eine

Hand über die andere und übst so unterhalb des Brustkorbes ruckartig, pumpend und zu dir heranziehend Druck aus. Danach wechselst du wieder zur Kopf-Tieflage.

Bei Kindern unter einem Jahr darf kein Heimlich-Manöver durchgeführt werden! Sollte nach fünf mal fünf Rückenklopfern bei Kopf-Tieflage nichts passiert sein und dein Kind immer noch Atemprobleme haben, kannst du es umdrehen und mit zwei Fingern oder dem Handballen auf die Mitte des Brustbeins drücken – nicht auf den Bauch!

5 x

Sollte der Gegenstand sich nicht abhusten lassen, dein Kind aber im Großen und Ganzen stabil sein, ist es unter Umständen sinnvoll, im Krankenhaus eine Röntgenaufnahme oder eine Bronchoskopie zu machen. Das ist eine Untersuchung, bei der ein Schlauch mit einer kleinen Kamera durch den Mund des Kindes eingeführt wird. Mithilfe von kleinen Instrumenten kann man dann auch Fremdkörper herausholen oder absaugen.

Obwohl ich dir das Vorgehen hier geschildert habe, empfehle ich allen Eltern, kurz vor oder nach der Geburt ihres Kind einen Erste-Hilfe-Kurs zu absolvieren und praktisch zu üben. Hilfreich sind außerdem diese Videos:

Die größte Sicherheit bietet natürlich auch hier die Vorbeugung: Bewahre daher oben genannte kleinteilige Spielzeuge, Lebensmittel und kleine Bastelutensilien außer Reichweite deines Kindes auf. Bleib in der Nähe deines Kindes, wenn es isst und spielt, um im Notfall schnell reagieren zu können. Das gilt insbesondere dann, wenn schon ältere Kinder oder Geschwister mit kleinteiligen Sachen gut zurechtkommen.

6.3 Wiederbelebung (Reanimation)

Die Reanimation oder Wiederbelebung ist eine lebensrettende Maßnahme, die angewendet wird, um die Herz-Kreislauf-Funktionen aufrechtzuerhalten. Auch wenn ich mich wiederhole: Du kannst dein Kind am besten retten, wenn du möglichst ruhig bleibst. Überprüfe zunächst das Bewusstsein des Kindes: Versuche es anzusprechen und ganz sanft am Oberkörper zu rütteln, um festzustellen, ob es reagiert. Überprüfe, ob das Kind normal atmet, indem du dein Ohr über Mund und Nase des Kindes hältst und nach Atemgeräuschen und Atembewegungen suchst. Sehen, Fühlen, Hören gilt hier als Leitsatz.

 Merke:

Es ist nicht empfehlenswert, bei deinem Kind Schmerzreize zu setzen. Auch solltest du nicht zu viel Zeit auf den Check verschwenden. Wenn ein Kind oder ein Erwachsener nicht atmet und bewusstlos ist, leg sofort mit den Reanimationsmaßnahmen los!

Notfall Wiederbelebung →112

Schritt-für-Schritt-Anleitung zur Reanimation bei Kindern:

- Rufe den Rettungsdienst oder fordere eine Person in der Nähe konkret dazu auf, dir zu helfen und den **Notruf 112** zu tätigen. Denk daran, dass du in der Aufregung vielleicht alles andere vergisst. Deshalb empfehle ich immer, als Erstes dafür zu sorgen, dass der Rettungsdienst gerufen wird!
- Sollte dein Kind das Bewusstsein verloren haben, weil es in eine Gefahrenzone mit beispielsweise Feuer, Wasser oder Strom geraten ist, solltest du natürlich als Erstes dein Kind aus dieser Zone herausholen. Beachte immer auch den Eigenschutz!
- Lege das Kind auf den Rücken, idealerweise auf eine feste Unterlage oder harten Boden (eine Matratze würde bei den folgenden Schritten zu sehr federn).

- **Besonderheit:** Bei Kindern sind zum Einstieg **fünf Beatmungen** sinnvoll. Das liegt daran, dass bei Kindern oft eine behinderte Atmung Ursache für die Bewusstlosigkeit ist.
- Starte dann die Herzdruckmassage: Platziere dazu deine Handballen mittig auf dem Brustbein des Kindes, zwischen den Brustwarzen. Drücke das Brustbein etwa vier bis fünf Zentimeter bzw. **ein Drittel des Brustkorbes** nach unten und lasse zwischen den Kompressionen vollständig nach. Führe die Kompressionen mit einer Frequenz von etwa **100 bis 120 pro Minute** durch.
- Beginne mit der Beatmung: Nach **30 Herzdruckmassagen** öffne vorsichtig den Mund des Kindes, halte seine Nase zu und lege deinen Mund auf seinen. Puste nun **zwei kräftige Atemstöße** hinein. Beobachte dabei, ob sich der Brustkorb des Kindes hebt und Luft hineingelangt ist. Jeder Atemstoß sollte etwa eine Sekunde dauern.

Expertentipp

Diese gängigen Lieder helfen dir, bei der Herzdruckmassage den richtigen Rhythmus zu finden: „Staying alive", „Dancing Queen", „Atemlos" und auch das Lied von „Biene Maja"!

- Fahre mit Herzdruckmassage und Beatmung im Wechsel fort im Verhältnis **30 : 2**, bis Hilfe eintrifft oder das Kind wieder zu atmen beginnt. Wenn mehr als ein Helfer da ist, wird für Neugeborene und Kleinkinder sogar das Schema **15 Kompressionen zu zwei Beatmungen** empfohlen. Dies ist aufgrund der höheren Atemfrequenz bei Kindern sinnvoll, lässt sich aber nur mit zwei Personen gut machen, da man sich dann abwechseln kann und nicht zu viel Zeit vergeht, bis wieder gedrückt wird. Sogenannte „no-flow-time" sollte so kurz wie möglich gehalten werden.

So drückt man beim Baby

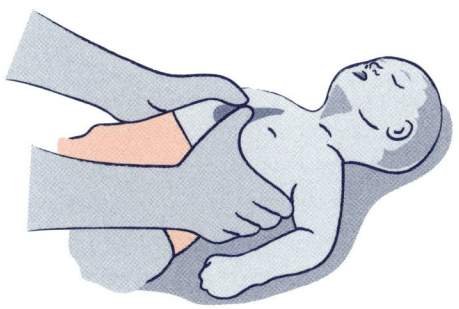

So drückt man beim älteren Kind

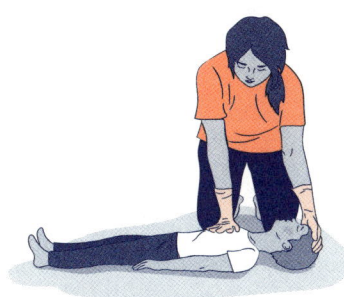

 Merke:

Alles ist besser, als nichts zu tun! Wenn du die fünf anfänglichen Beatmungen vergisst oder dir das Verhältnis 15 : 2 nicht merken kannst, ist es egal, Hauptsache, du fängst an! Entscheidend ist, dass du weißt, dass sich Herzdruckmassage und Beatmung abwechseln sollen. Zur Not merke dir nur 30 : 2, das gilt nämlich auch für Erwachsene.

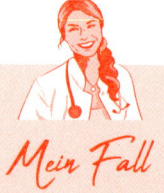

Mein Fall

Schon mehrmals kam ich als Notärztin zu einem Notfall, bei dem bereits die Einsatzmeldung lautete: „Die Person ist bewusstlos und es besteht Bedarf für eine Wiederbelebung." Als ich dann am Ort ankam, standen die Angehörigen, Kollegen oder Freunde aus Angst, etwas falsch zu machen, jedoch nur daneben und waren völlig aufgelöst. Das ist natürlich verständlich. Aber so verstreichen kostbare Minuten! Das Drücken und Beatmen ist die entscheidende Erste-Hilfe-Maßnahme, um die Blutzirkulation und die Sauerstoffversorgung insbesondere des Gehirns und lebenswichtiger Organe zu gewährleisten. Du kannst dabei keinen Schaden anrichten, sondern nur helfen. Scham oder Scheu ist fehl am Platz. Trau dich!

Ursachen für einen Herz-Kreislauf-Stillstand

Bei Kindern sind die häufigsten Ursachen für einen Herz-Kreislauf-Stillstand Unfälle mit Atemwegsverlegung, Ertrinken, Ersticken, Strangulation oder plötzlicher Kindstod (SIDS). Aber auch ein allergischer Schock, Blutvergiftung oder eine Verbrennung können den Kreislauf so schwer beeinträchtigen, dass es zu einem Stillstand kommt.

Wie bereits oben erwähnt, gibt es bei Kindern einige Besonderheiten, weshalb das empfohlene Schema der Kompressionen und Beatmung anders ist. Kinder haben kleinere Körper und empfindlichere Strukturen als Erwachsene. Bei der Herzdruckmassage sollte daher weniger Druck ausgeübt werden, um Verletzungen zu vermeiden. Bei Neugeborenen und Säuglingen drückt man nicht mit der ganzen Hand, sondern nur mit zwei Fingern in die Mitte des Brustkorbes. Die Tiefe der Kompressionen sollte etwa ein Drittel bis die Hälfte der Brusttiefe des Kindes entsprechen. Der Standard von zehn Zentimetern, der bei Erwachsenen gilt, wäre beim Kind nicht passend. Das empfohlene Verhältnis bei Herzdruckmassage und Beatmung von 15 : 2 oder aber auch die fünf anfänglichen Beatmungen, die empfohlen werden, hängen damit zusammen, dass ein Herz-Kreislauf-Stillstand bei Kindern oft durch einen Sauerstoffmangel entsteht, wohingegen bei Erwachsenen häufiger ein Herzstillstand die Ursache ist. Deshalb fällt die Gewichtung bei Erwachsenen zugunsten der Kompression und bei Kindern zugunsten der Beatmung aus.

Die Reanimation eines Kindes kann emotional sehr belastend sein, sowohl für Ersthelfer als auch für Eltern oder Betreuer. Es ist wichtig, dass alle Beteiligten nach so einem Ereignis Unterstützung erhalten, sich der psychischen Belastungen bewusst sind und gegebenenfalls hinterher professionelle Hilfe erhalten. Trotzdem gilt vor allem: Erste Hilfe rettet Leben. Hab keine Scheu, hilf, so gut du kannst, und rufe, drücke und puste!

6.4 Stabile Seitenlage

Die stabile Seitenlage wird angewendet, wenn ein Kind (oder auch ein Erwachsener) bewusstlos ist, aber noch Atmung vorhanden ist. Sie soll die Atemwege freihalten und eine sichere Position des Kindes gewährleisten. Es geht hierbei insbesondere darum, ein Verlegen der Atemwege durch Erbrochenes, Blut oder andere Dinge zu vermeiden. Wenn das Kind also nicht mehr voll ansprechbar ist, jedoch offensichtlich atmet und noch einen Kreislauf hat, ist die stabile Seitenlage ein geeignetes Mittel, um die Zeit bis zum Eintreffen des Notarztes zu überbrücken. Dabei ist es immens wichtig, immer wieder zu überprüfen, ob die Atmung wirklich noch vorhanden ist. Die Situation einer „nur" bewusstlosen Person kann sich sehr schnell hin zu einem Kreislaufstillstand verschlechtern, sodass Wiederbelebungsmaßnahmen erforderlich sind.

Expertentipp
Check, Recheck, Double-Check: Situationen und Zustände ändern sich schnell und gehören neu bewertet. Lass ein verletztes Kind niemals allein! Sein Zustand kann sich von einer Sekunde auf die andere ändern, weshalb wir im Rettungsdienst immer wieder die Bedeutung

des Rechecks betonen und immer wieder Atmung und Bewusstsein prüfen. Bist du zu zweit, bitte die zweite Person, diesen Recheck zu übernehmen, während du den Rettungsdienst rufst.

Wie macht man eine stabile Seitenlage?

Beim Säugling und Neugeborenen bedeutet das, dass du dein Kind auf den Bauch legst, bis der Rettungsdienst eintrifft, da es seinen Kopf bei Bewusstlosigkeit in Rückenlage nicht mehr anheben kann und so an seinem Erbrochenen ersticken könnte.

Bei Kindern, die sich bereits selber drehen können, solltest du das Kind zunächst auf den Rücken legen, um es dann in die richtige Position zu bringen. Diese ist der stabilen Seitenlage beim Erwachsenen sehr ähnlich: Drehe das Kind auf die Seite, knie dich neben das Kind und lege den Arm, der dem Boden am nächsten ist, rechtwinklig zum Körper, als würde der Arm Hallo **„winken"**. Die andere Hand des Kindes sollte unter seinen Wangenknochen gelegt werden, um den Kopf zu stützen, als würde es sich die Wange **„streicheln"**. Ziehe das am weitesten vom Boden entfernte Bein nach oben, um das Kind auf die Seite zu rollen (**„drehen"**).

Stabile Seitenlage: Winken – Streicheln – Drehen

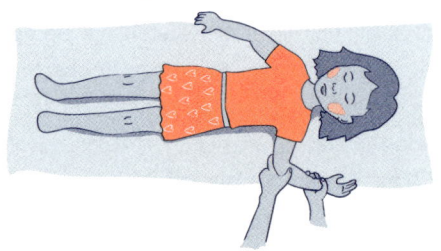

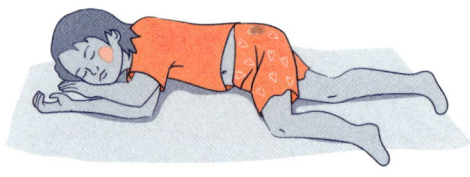

Fixiere diese Position und stelle sicher, dass das Kinn des Kindes nach oben zeigt, um die Atemwege offen zu halten, und dass das Kind stabil liegt. Du kannst auch eine zusammengerollte Decke oder ein zusammengerolltes Tuch in den Rücken legen. Überwache dein Kind weiter und beobachte seine Atmung und seinen Zustand, um rechtzeitig zu merken, ob es ihm schlechter geht.

6.5 Strangulation

Strangulation ist eigentlich ein Oberbegriff für verschiedene Ursachen, die das Abschnüren der Halsgefäße und der Weichteile am Hals durch Druck und Zug bewirken können. „Erhängen", „würgen" und „erdrosseln" werden dabei im Alltag oft synonym verwendet. Eine Strangulation ist eine ernste Bedrohung, insbesondere für Kinder, da durch die Minderversorgung des Gehirns mit Blut und Sauerstoff schnell eine lebensbedrohlichen Situation bis hin zum Tod entstehen kann.

Kinder sind besonders gefährdet, da sie oft neugierig sind und sich in riskante Situationen begeben können und gleichzeitig ihre motorische Entwicklung noch nicht voll ausgereift ist. Das verhindert, dass sie sich gut selbst helfen können. Häufige Ursachen für Strangulationen bei Kindern sind zum Beispiel Spielzeug mit Schnüren, Gardinen, Fensterjalousien, Schlüsselbänder, Kordeln von Kleidungsstücken oder Vorhängen und sogar Halsbänder von Haustieren. Auch herunterhängende Kordeln von Rucksäcken oder Taschen oder die Henkel einer Plastiktüte können zum Verhängnis werden. Insbesondere sind auch Schmuckstücke wie Zahnungsketten, Goldkettchen, aber auch selbst gemachte Kastanienketten erst zu empfehlen, wenn ein Kind sich auch selbstständig aus so einer Kette befreien kann, sie also alleine an- und ablegen kann. Für mich als Notarztmami sind Zahnungsketten für Babys ein absolutes Tabu! Generell nimmt das Risiko für das Strangulieren ab, je älter die Kinder werden. Schmuck ist also auch erst dann ein gutes Geschenk. (Halskettchen werden gerne zur Geburt oder Taufe verschenkt, sind aber für so kleine Kinder viel zu gefährlich! Es gibt immer wieder Todesfälle mit diesen Schmuckstücken.)

Um die Strangulationsgefahren im Umfeld deines Kindes abzuwenden, ist es wichtig, dass du auch andere Erwachsene (zum Beispiel Schenkende) und Betreuungspersonen für das Thema sensibilisierst. Auch die Kinder selbst sollten mit einbezogen und darüber aufgeklärt werden, welche Gegenstände gefährlich sein können und wie sie sicher mit ihnen umgehen können. Ein Beispiel: Vielleicht kennst du diese Topf-Lauf-Stelzen mit Schnüren, in denen mach sich verwickeln kann. Sie brauchen nicht verboten zu werden, aber das Kind muss wissen, wie es sie ohne Risiko benutzen kann.

> **Notfall Strangulation →112**
> **Was ist zu tun, wenn sich etwas um den Hals deines Kindes gelegt hat? Schnelles Handeln ist entscheidend:**
> 1. **Entferne den strangulierenden Gegenstand!**
> 2. **Direkte Vorstellung beim Arzt/in der Notaufnahme, denn auch wenn die Situation vielleicht glimpflich ausgegangen ist, kann es sein, dass dein Kind ärztlich untersucht werden muss.**

6.6 Body Check

Der Body Check ist eine strukturierte Untersuchung des ganzen Körpers von Kopf bis Fuß, um schnell zu überprüfen, ob und welche Verletzungen vorliegen. Insbesondere wenn dein Kind gestürzt ist, kannst du dieses Verfahren anwenden. Es ist ganz einfach, denn es erfolgt im wörtlichen Sinne von Kopf bis Fuß, also von oben nach unten. Dabei nimmst du dein Kind auf den Arm und untersuchst mit deinen Händen die Knochenstruktur und ob es an bestimmten Stellen Wunden oder Blutungen hat. Beobachte, ob es blutet, weint, anders reagiert oder Schmerzen angibt. Am Kopf solltest du genau schauen, ob aus den Ohren eine Flüssigkeit oder Blut läuft, ebenso bei der Nase. Beim Sturz auf das Gesicht solltest du dein Kind einmal den Mund öffnen lassen und hineinschauen. Kannst du eine Blutungsquelle entdecken? Auch die Augen gehören zum Kopf dazu: Hat dein Kind hier eine Einblutung, einen Fremdkörper oder Schmerzen?

Genauso verfährst du mit dem Körperstamm. Schau dir an, ob dein Kind irgendwo Wunden oder neu aufgetretene blaue Flecken hat. Bewegt dein Kind einen Arm anders als den anderen? Sehen die Gelenke anders aus? Steht ein Knochen irgendwo hervor? Dann lässt du dein Kind beim Krabbeln und Laufen vorsichtig die Arme und Beine belasten und guckst, ob ein Körperteil nicht benutzt wird. Zusätzlich kannst du vorsichtig auf den Bauch drücken und fragen, ob hier etwas wehtut. Zum vollständigen Body Check gehört es, auch das knöcherne Becken zu untersuchen und nach Schmerzen zu fragen. Schau, ob in der Windel Blut ist oder dein Kind an Scheide, Penis oder Anus verletzt ist. Und zu guter Letzt checkst du noch die Beine und die Füßchen. Untersuche die Oberschenkel, die Unterschenkel und die Knie sowie die Zehen und prüfe, ob dein Kind irgendwo abnorme Beweglichkeiten oder Wunden aufweist? Gibt es eine Berührung an einer Stelle, bei der dein Kind aufschreit?

Wenn man diesen Body Check nach Stürzen einige Male gemacht hat, braucht man für diese Untersuchung nur noch circa eine Minute. Sie dient dazu, dir einen groben Überblick zu verschaffen, und kann natürlich je nach Sturz oder Fallhöhe angepasst werden. Ein Beispiel: Wenn sich das Kind offensichtlich den Kopf gestoßen hat und nichts weiter verletzt ist, solltest du natürlich den Kopf besonders gründlich anschauen und kannst den Rest weglassen. Nach dem Check kannst du am Notruf-Telefon oder beim Kinderarzt genauer sagen, was passiert ist und was du schon festgestellt hast. Du sagst dann nicht einfach nur „Mein Kind ist gestürzt", sondern kannst schon konkret angeben: „Es ist vom Baum gefallen, hat keine blutenden Wunden, gibt aber Schmerzen am rechten Sprunggelenk und am Knie an."

Grundsätzlich ersetzt der Body Check keine ärztliche Untersuchung oder Röntgendiagnostik, also ein Bild von den Knochen. Ohne ein Röntgenbild kann man zum Beispiel einen Bruch nicht sicher ausschließen. Der Check ist dennoch eine gute Maßnahme und liefert erste Anhaltspunkte.

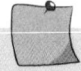

Kurz zusammengefasst:

- Im Notfall immer zunächst Ruhe bewahren und tief durchatmen.
- Dann als Erstes die 112 anrufen und Hilfe holen (Rufen).
- Merke dir 15 : 2 und einen Song deiner Wahl für die Reanimation (Drücken und Pusten).
- Rufen – Drücken – Pusten.

7. Häufige Kindernotfälle

Kinder machen viele Infekte und Krankheiten durch, weshalb Eltern in den ersten Lebensjahren ihres Nachwuchses viel mit diesen und möglichen Notfällen beschäftigt sind. Die meisten im Folgenden beschriebenen Erkrankungen und Probleme werden dir wohl oder übel begegnen. Leider ist Prävention hier weder sinnvoll (das Immunsystem muss ja für die Zukunft lernen) noch machbar (außer du isolierst dein Kind und vermeidest jeden Kontakt mit der Außenwelt inklusive dir selbst und anderen Kindern). Die einzige Möglichkeit, sich aktiv zumindest etwas zu schützen, ist konsequente Hand-, Husten- und Nieshygiene und das Vermeiden von direktem Kontakt zu offensichtlich Schwerkranken.

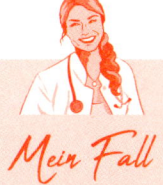

Mein Fall

Meine Tochter kam während der Pandemie und dem völligen Lockdown zur Welt. Wir hielten uns streng an die Quarantäne und nahmen sie als Neugeborene auch nur zum Spazieren mit nach draußen und beispielsweise nicht zum Einkaufen. Trotzdem bekam sie das Drei-Tage-Fieber, woher, ist mir bis heute schleierhaft. Es hat mir aber auch gezeigt: Bakterien und Viren sind überall und unvermeidbar an uns Erwachsenen dran!

7.1 Fieber und Fieberkrampf

Warum der Körper sich aufheizt

Der menschliche Organismus steuert seine Körpertemperatur gezielt über das sogenannte thermoregulatorische Zentrum im Gehirn. Kinder bis zum Alter von circa neun Monaten haben jedoch noch nicht alle körperlichen Voraussetzungen für die eigenständige Regulation der Körpertemperatur. Bei Fieber stellt der Körper den Sollwert in diesem Regulationszentrum höher. Fieber ist also selbst keine Krankheit, sondern eine Reaktionsmöglichkeit unseres Organismus auf innere Vorgänge und Prozesse. Und sogar eine extrem gute Reaktion, die man nicht sofort und um jeden Preis behandeln muss. Denn: Viren und Bakterien bilden verschiedene Botenstoffe, die im Gehirn (im Hypothalamus) das Signal zum Anheben der Temperatur geben. So versucht der Körper, das Immunsystem auf Hochtouren zu bringen, und den Bakterien und Viren wird es bei hohen Temperaturen „unangenehm". Fieber hat also einen Sinn und du musst deinem Kind keinesfalls bei erhöhter Temperatur gleich ein Fiebermedikament geben.

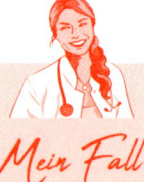

Mein Fall

Als meine Tochter fünf Monate alt war, merkte ich nachts plötzlich, dass sie sehr heiß war. Ich stellte fest, dass sie 39 Grad Fieber hatte. Sie schlief aber tief und fest und ihr ging es ganz gut, sodass ich zunächst kein fiebersenkendes Mittel gab. Auch am nächsten Morgen spielte, aß und trank sie trotz der hohen Temperatur völlig normal. Erst am Folgetag, als das Fieber wieder stieg und es ihr sichtlich schlecht ging, gab ich ihr ein fiebersenkendes Mittel und stellte mich, obwohl es ein Sonntag war, beim ärztlichen Notdienst vor. Der Kinderarzt klärte die wichtigsten möglichen Ursachen durch Blutentnahme und Urinprobe ab. Am Folgetag zeigte sich dann der für das Drei-Tage-Fieber typische Ausschlag. Das war der vierte Tag und ein typischer Verlauf für diesen viralen Infekt. Das Fieber und der Ausschlag klangen folgenlos ab und an Tag fünf hatte ich mein quirliges, gesundes Kind zurück.

Wann Fieber senken

„Richtig" Fieber messen kann man nur rektal. Das heißt mit einem Fieberthermometer im Po und nicht mit einem Ohr- oder Stirnthermometer. Hierzu nimmst du ein Kinderthermometer und führst es circa zwei Zentimeter in den After ein und misst. Welche Temperatur als Fieber gilt, hängt auch vom Alter des Kindes ab:

Temperaturen:	
36,5–37,5 °C	gesunde Kinder
37,6–38,5 °C	erhöhte Temperatur
38,5 °C	Fieber (< 3 Monaten schon ab 38 °C)
über 39,5 °C	hohes Fieber

Um den Körper auf eine hohe Temperatur zu bringen, schließen sich die Hautgefäße, sodass möglichst wenig Wärme verloren geht. Schüttelfrost sorgt – über die sich „schüttelnden" Muskeln – dafür, dass im Körper Wärme entsteht. Während sich der Körper damit aufheizt, frieren wir. Sinkt das Fieber wieder, passiert das Gegenteil: Unsere Gefäße weiten sich und geben so Wärme über die Haut ab. Die Kinder schwitzen.

 Merke:
Unterstütze die natürliche Temperaturregulation deines Kindes. Wenn es eine Decke möchte, decke es zu, wenn es schwitzt, darf es sich natürlich aufdecken.

Dies ist übrigens auch das Prinzip von Wadenwickeln. Diese sollten nicht aufgelegt werden, wenn das Kind friert und die Beinchen kalt sind, sondern nur, wenn es extrem warme Beinchen hat.

Außerdem: In den sozialen Medien und auch von vielen Kinderärzten wird propagiert, dass man Fieber gar nicht behandeln muss. Dem stimme ich absolut zu, insofern Fieber ein natürlicher, guter Prozess ist, den man nicht sofort unterdrücken beziehungsweise nach unten regulieren sollte. Ich bin aber auch der Meinung, dass du dein Kind am besten kennst! Wenn es deinem Kind schlecht geht und es offensichtlich leidet oder sich quält, darf man sehr wohl unterstützend eingreifen. Sei es mit einem althergebrachten Hausmittel oder mit einem fiebersenkenden Mittel. Ausschlaggebend ist dafür aber nicht nur, was man mit dem Thermometer misst, sondern der Gesamtzustand deines Kindes. Hierbei stehen für kleine Kinder zwei medikamentöse Mittel zur Verfügung: Paracetamol oder Ibuprofen.

Paracetamol: Fiebersenkende und schmerzlindernde Wirkung ab der Geburt erlaubt.
Ibuprofen: Fiebersenkende, schmerzlindernde und entzündungshemmende Wirkung erst ab sechs Kilogramm erlaubt.

Achtung: Reagiert dein Kind gar nicht auf den Fiebersenker und ist weiterhin schlapp und matt, solltest du zeitnah zum Arzt gehen!
Wichtig: Immer den Beipackzettel beachten und die Medikamente immer gewichtsadaptiert geben!

Was du noch tun kannst
1. **Flüssigkeit**: Biete immer ausreichend zu trinken/stillen an, jedoch ohne Zwang. Achte auch auf Zeichen der Austrocknung.
2. **Wadenwickel**: Tunke Tücher in lauwarmes Wasser, wringe sie aus und wickele sie um die Unterschenkel des Kindes, am besten eine weitere Lage trockene Tücher drum herum. Nach 15 Minuten nimmst du sie wieder ab. Achtung: Sinnvoll erst ab > 12 Monaten!
3. **Pfefferminzöl:** Gib 2–3 Tropfen in Wasser und reibe dann mit einem Waschlappen die Unterschenkel deines Kindes ab. Auch hier gilt: Bitte nur, wenn das Kind wirklich heiß ist und eine hohe Temperatur hat! Nicht bei Schüttelfrost und auch nicht bei Schwitzen, da es ja dann schon selber für Abkühlung gesorgt hat. Achtung: Sinnvoll erst ab > 12 Monaten wegen der ätherischen Öle und der Allergie- bzw. Luftnot-Gefahr auf diese. Verwende reines Pfefferminzöl ohne Zusatzstoffe.

Notfall Fieber:
Ein Besuch in einer Arztpraxis oder in einer Notfallambulanz ist nötig, bei:
• Fieber über 39 °C (bei Säuglingen über 38 °C), das trotz Gabe von Ibuprofen/Paracetamol nicht oder nur kaum sinkt oder weiter steigt

- Fieber länger als drei Tage (bei Säuglingen über 38 °C sofort)
- Fieberkrampf (siehe auch Fieberkrampf unten)
- einem steifen Nacken, Teilnahmslosigkeit, Unruhe oder Verwirrtheit, Wesensveränderung
- Fieber in Kombination mit Erbrechen, Durchfall oder Bauchschmerzen, Harnwegsinfekt oder mit Hautausschlag (siehe auch Kapitel Ausschlag S. 157)
- Fieber und Infektionszeichen einer Wunde
- Fieber und Verdacht auf Sepsis (siehe auch S. 139 Sepsis)
- Wenn das Kind längere Zeit nicht trinken will oder keine nassen Windeln mehr hat (Gefahr der Austrocknung)

Fieberkrampf

Bei einem Fieberkrampf ist entgegen der landläufigen Meinung nicht das hohe Fieber ausschlaggebend, sondern die herabgesetzte Reizschwelle im Gehirn. Diese wird durch verschiedene Botenstoffe vermittelt. Es ist also ein Irrtum, dass das frühe Senken von Fieber immer notwendig ist und immer etwas bringt, um den Krampf zu verhindern. Am häufigsten tritt ein Fieberkrampf bei Kindern im Alter von sechs Monaten bis sechs Jahren auf. Meist ist das Ereignis für die Erwachsenen, die den Krampf mit ansehen, ein hochdramatisches und einschneidendes Erlebnis. Die Kinder erleiden durch den Krampf in der Regel keinen bleibenden Schaden (Ausnahmen bilden komplizierte Krämpfe, Krampfleiden (Epilepsie), Verletzungen während des Krampfes, etwa durch einen Sturz). Wie sieht ein Fieberkrampf aus? Kann man ihn als Laie erkennen? Die Antwort lautet ja! Das Kind zuckt am ganzen Körper oder wird ganz steif. Seine Bewegungen sind unnatürlich, was man deutlich erkennt. Zum Glück dauert ein Fieberkrampf meist nur einige Sekunden. In dieser Zeit sollte man als Eltern vor allem nicht versuchen, dem Kind etwas zu trinken zu geben, und außerdem aufpassen, dass sich das Kind nicht irgendwie verletzt. Man kann es weich betten und sich den Zeitraum notieren, den der Krampf gedauert hat. Beim ersten Krampfanfall empfiehlt es sich, sofort mit dem Rettungsdienst zum Kinderarzt oder in die nächste Kinderambulanz zu fahren und sich dort vorzustellen. Dort werden dir sicherlich folgende Fragen gestellt:

1. War es der erste Fieberkrampf?
2. Wie hoch war das Fieber?
3. Wie lang hat der Fieberkrampf gedauert?
4. Wurden bereits Medikamente gegeben?

Notfall Fieberkrampf:
Sofort ins Krankenhaus oder →112 anrufen bei:
- **erstem Fieberkrampf**
- **Fieberkrampf länger als >5–15 Minuten**
- **nicht erweckbares Kind, Apathie**
- **komplette Austrocknung**
- **Kind atmet schwer**
- **Kind hat einen sehr schnellen Herzschlag**
- **Kind hat sich beim Krampf verletzt**

Nach dem Fieberkrampf wirst du vom Kinderarzt vermutlich genaue Anweisungen inklusive eines Notfallmedikamentes bekommen, damit du beim nächsten Mal sofort handeln kannst. Sollte dies nicht der Fall sein, sprich dies von dir aus bitte noch mal an. Vorbereitung ist das halbe Leben!

7.2 Brüche

Ein Bruch ist die Unterbrechung von Knochen oder Knochenhaut, in der Medizin verwenden wir dafür den Begriff Fraktur. Die Diagnostik von Frakturen stützt sich einerseits auf klinische Hinweise, also darauf, was der Arzt sieht, spürt und untersucht, andererseits erfolgt auch meist ein Röntgenbild. Dafür braucht man bei Kindern und Jugendlichen unter 18 Jahren die Zustimmung der Eltern, da das Röntgen eine Form der Strahlung ist.

Konsequent vermeiden lassen sich Brüche bei aktiven Kindern nicht. Sie kommen recht häufig im Zusammenhang mit Stürzen, beim Sport, im Verkehr oder in der Freizeit vor. Kinderknochen sind dabei glücklicherweise im Vergleich zu Erwachsenenknochen flexibler, was bedeutet, dass Brüche schneller und oft ohne Operation gut und folgenlos heilen. Allerdings gibt es bei Kindern auch die Besonderheit, dass Wachstumsfugen-verletzungen auftreten können. Diese Fugen sind beim Röntgen sichtbare „Spalten" im Knochen, aus denen heraus das zukünftige Wachstum der Knochen entsteht. Werden diese verletzt, kann das das gesamte Wachstum des Knochens und des Körpers beeinträchtigen. Diese Verletzungen müssen deshalb besonders sorgfältig behandelt und nachbehandelt werden. Weitere Sonderformen von Knochenbrüchen bei Kindern sind: Grünholzfraktur, Wulstbruch, Biegungsfraktur oder direkte Verletzungen an der Wachstumsfuge (sogenannte Übergangsfrakturen). Diese speziellen Bruchformen hängen alle mit der besonderen Zusammensetzung und Festigkeit von Kinderknochen zusammen. Diese sind biegsamer und dehnbarer, weil sie noch nicht vollständig mineralisiert sind.

Leider gibt auch der Body Check keine ganz sichere Auskunft darüber, ob ein Kind einen Bruch hat oder nicht. Es wird klassischerweise zwischen sicheren und unsicheren Frakturzeichen unterschieden.

Notfall Knochenbruch

Unsichere Frakturzeichen
- Schmerz
- Schwellung
- Bluterguss
- Erwärmung
- Bewegungseinschränkung

Sichere Frakturzeichen
- Achsenfehlstellung des Knochens
- Krepitation (man hört das Knochenreiben)
- unnatürliche Beweglichkeit
- sichtbare Knochenstücke

Bei Verdacht auf einen Knochenbruch suche zeitnah einen Arzt auf, um eine genaue Diagnose, ein Röntgenbild und die richtige Therapie zu gewährleisten. Auch ich als Notärztin und Unfallchirurgin brauche bei unsicheren Frakturzeichen immer eine Bildgebung. Dabei stehen uns zur

Bestätigung oder zum Ausschluss eines Bruches die Ultraschalluntersuchung und Röntgenaufnahmen in zwei Ebenen zur Verfügung.

Bei sicheren Frakturzeichen
Wenn dein Kind gestürzt ist und offensichtlich einen Bruch hat (sichere Frakturzeichen vorhanden), dann ist es wichtig, schnell zu handeln:

1. Hilfe rufen: Je nach Begleitumständen (Sturz, Übelkeit, Art des Unfalls) und abhängig von den Schmerzen, eventuellen Blutungen und seinem Allgemeinzustand muss es mehr oder weniger schnell gehen. Hol dir eine zweite erwachsene Person und rufe bei einem Notfall die →**112** an. Wenn du dir nicht sicher bist, ob es sich nur um eine Verstauchung handelt, und wenn sonst keine Auffälligkeiten bestehen, kannst du auch selbst in die nächste Notaufnahme oder zum Kinderarzt fahren.

2. Schienung und Stabilisierung: Ein Bruch sollte so ruhig wie möglich in seiner Position gehalten werden. In manchen Erste-Hilfe-Kästen befindet sich eine sogenannte Splint-Bandage, die man um das betreffende Körperteil wickeln kann. Zur Not kannst du so eine Vorrichtung auch mit zwei Stöcken und einer Mullbinde herstellen. Bitte achte beim Anlegen darauf, möglichst wenig Zug und Druck aufzubringen. Lege rechts und links neben den verletzten Knochen einen Stock an und wickele drum herum vorsichtig eine Bandage ab. Für Mutige: Wenn der Knochen offensichtlich völlig krumm und schief steht, kannst du die Schienung unter leicht geradem Zug anbringen, sofern dein Kind die Schmerzen aushält.

3. Kühlen: Wenn die Verletzung nicht offen ist und nicht blutet, kannst du diese kühlen. Das kann die Schwellung und Schmerzen lindern. Nimm dazu einen handelsüblichen Cool Pack oder einen Eisbeutel und umwickele diesen mit einem Tuch. Achtung: Unterkühlung ist unbedingt zu vermeiden!

4. Bleib bei deinem Kind, bis der Rettungsdienst eintrifft, und beobachte es, damit du sofort merkst, wenn sich etwas verändert. Das gilt insbesondere, wenn es bei einem Sturz auch auf den Kopf gefallen ist.

Verrenkung oder Verstauchung
Wenn dein Kind nach einem Sturz oder Umknicken selbstständig und ganz normal weiterlaufen kann und das betroffene Bein, den Arm oder

die Hand weiterbewegt und weiterspielt, ist das meistens ein gutes Zeichen. Für eine klassische Verrenkung gilt bei Kindern übrigens dasselbe wie bei Erwachsenen: die sogenannte PECH-Regel.

> **P** für Pause
> **E** für Eis (also Kühlung)
> **C** für Compression (Druck über Tape oder Verband)
> **H** für Hochlagerung

Das bedeutet also: Die Bewegung sollte unterbrochen und das betroffene Gelenk hoch gelagert werden. Dann kannst du kühlen, außerdem hilft eine Bandage oder ein Tape, um das Gelenk zum Abschwellen zu bringen. Sollten am nächsten Tag noch Schmerzen bestehen, kannst du mit deinem Kind immer noch die Notaufnahme aufsuchen.

„Engelchen flieg!"

Ein bei Familien und Großeltern sehr beliebtes Spiel nennt sich „Engelchen flieg!" – und ist der Horror eines jeden Unfallchirurgen. Bei dem Spiel nehmen zwei Erwachsene je eine Hand des Kindes und ziehen es gleichzeitig ruckartig in die Höhe, sodass das Kind in der Luft „fliegt". Aufgrund der noch sehr lockeren Bänder im Bereich des Ellenbogens kann es dabei zu einer sogenannten Gelenkluxation kommen, das heißt, der Speichenkopf springt aus dem Ellenbogengelenk des Kindes.

Die Kinder weinen dann und benutzen den Arm nicht mehr wie gewohnt. Der Arm ist „wie gelähmt". Das Ganze nennt sich deswegen auch Chassaignac-Lähmung (nach dem französischen Chirurgen Charles Marie Édouard Chassaignac) oder Pronatio dolorosa (schmerzhafte Drehbewegungseinschränkung). Die Kinder können den Arm nicht mehr

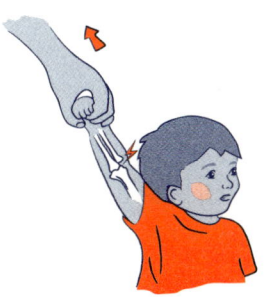

Radiusköpfchen-Subluxation

wenden und sich nicht abstützen und verspüren Schmerzen.

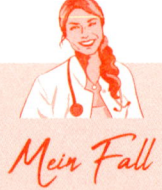

Mein Fall

Während einem meiner ersten Dienste in der Notaufnahme behandelte ich ein schmerzgeplagtes einjähriges Kind, das nicht mehr krabbeln wollte. Es stellte sich heraus, dass dem eine „Engelchen flieg!"-Aktion vorausgegangen war. Mit einem speziellen Handgriff meinerseits wurde aus dem weinenden, leidenden kleinen Knopf sofort wieder ein fröhlich herumkrabbelndes Mädchen. Diese Wendung von einer auf die andere Sekunde hat mich schwer beeindruckt - und die Eltern auch. Zum Glück handelt es sich bei dieser Luxation um eine gut behandelbare Sache, da die Bänder bei Kindern noch locker sind. Es können aber auch Folgeschäden am Gelenk entstehen, und das muss einfach nicht sein. Deshalb mein Apell als Unfallchirurgin: Vorsicht mit diesem Spiel! Die Verletzung ist hundertprozentig vermeidbar! Wenn man dennoch unbedingt „Engelchen flieg!" spielen muss, sollte man den Unter- und Oberarm greifen.

7.3 Pseudokrupp/Kruppanfall

Der Pseudokrupp, auch bekannt als Krupp-Syndrom oder Kruppanfall, ich nenne ihn meinen persönlichen „Endgegner", da ich schon viele Nächte von ihm geplagt wurde. Er heißt „pseudo", weil er eben kein echter Krupp ist. Als Krupp wurde nämlich der Husten bei der Krankheit Diphterie bezeichnet. Zum Glück treten Diphterieausbrüche in Europa aufgrund der Impfung kaum noch auf.

Pseudokrupp ist eine Form von Husten, die hauptsächlich Kleinkinder betrifft und durch eine plötzliche Verengung der Atemwege gekennzeichnet ist. Diese Verengung kann durch verschiedene Ursachen ausgelöst werden und ist eine häufige Begleiterscheinung von viralen oder bakteriellen Erkältungs-, Grippe- oder Infektionskrankheiten. Etwa zehn bis 15 Prozent aller Kinder erleiden einmal in ihrem Leben einen richtigen Pseudokrupp, meist im Alter zwischen sechs Monaten und drei Jahren. Ein

Anfall ist im Unterschied zum Husten ein zeitlich begrenztes Ereignis mit Atemnotsymptomen. Typischerweise tritt der Anfall nachts auf und kann sowohl für das betroffene Kind als auch für die Eltern sehr beängstigend sein. Dass Kinder vor allem nachts von Pseudokrupp-Anfällen geplagt werden, hängt damit zusammen, dass dann der körpereigene Cortisolspiegel niedrig ist. Cortisol vermindert als Entzündungshemmer die Schwellung der Atemwege und unterliegt natürlichen Stoffwechselschwankungen: Morgens ist es besonders hoch, nachts besonders niedrig.

Beim Pseudokrupp kommen also zwei Dinge zusammen: einerseits die strukturell kleineren Atemwege eines Kindes, andererseits der natürliche Verlauf des Cortisols im Körper.

Pseudokrupp bei Kindern

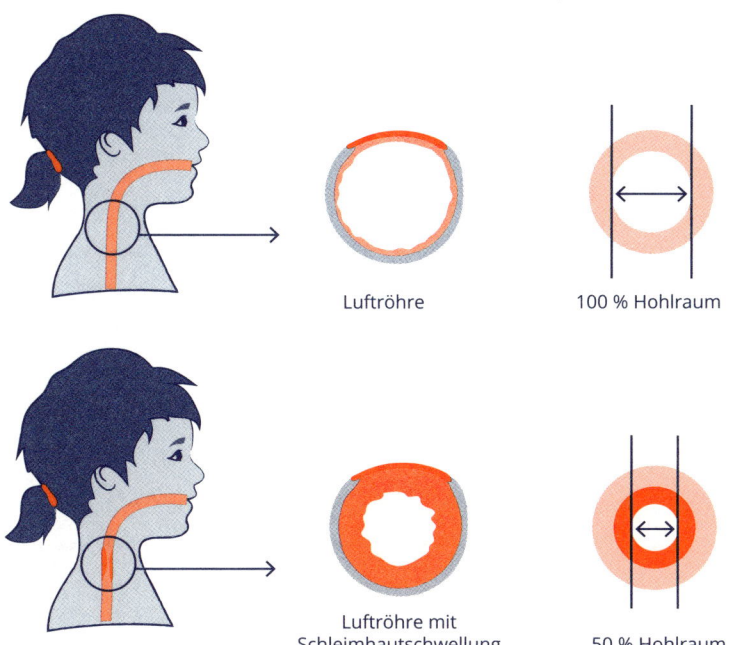

Luftröhre

100 % Hohlraum

Luftröhre mit
Schleimhautschwellung

50 % Hohlraum

Die Abbildung zeigt deutlich die Verengung der Atemwege durch die Schleimhautschwellung, die die klassischen Symptome auslöst: ein rauer, bellender Husten (wie ein Seehund), Atemnot, Heiserkeit und manchmal auch ein pfeifendes Geräusch beim Einatmen, das als sogenannter „Stridor" (auf Latein: Zischen) bezeichnet wird, weil die Luft durch einen engen, entzündeten Schlauch geht.

Wenn dein Kind einen Pseudokrupp-Anfall erleidet, ist es besonders wichtig, ruhig zu bleiben. Das Gefühl, keine Luft zu bekommen, ist maximal belastend und kann sich durch Panik noch verschlimmern. Was kannst du tun? Die Atemnot kann durch das Einatmen von kühler, feuchter Luft und das aufrechte Sitzen erleichtert werden. So wird die Atemhilfsmuskulatur aktiviert.

Expertentipp
Öffne ein Fenster oder nimm das Kind auf den Arm, gehe raus auf Balkon/Terrasse und lass es kühle Nachtluft einatmen.

Früher wurde empfohlen, Kinder bei einem Anfall feuchte und warme Badezimmerluft einatmen zu lassen. Bei manchen Kindern kann dies jedoch den Reiz noch verstärken. Wenn du die Methode ausprobieren möchtest, lass die Dusche in einem geschlossenen Badezimmer lauwarm bis kalt (besser) laufen und bringe dein Kind in diese feuchte Luft. Achtung, lass dein Kind hierbei nicht unbeaufsichtigt und achte darauf, ob die Maßnahme überhaupt einen positiven Effekt hat. Bei einem schweren Pseudokrupp kann eine notärztliche Behandlung erforderlich sein.

Notfall Atemnot: →112
Einen schweren Fall erkennst du an:
- **Einziehungen an der Brust zwischen den Rippen bei jedem Atemzug**
- **Nasenflügel flattern (Nasenflügel ziehen sich stark bei jedem Atemzug zusammen)**
- **Atemnot**
- **Lippen, Gesicht oder ganzes Kind laufen blau an**
- **Bewusstlosigkeit**
Bei Atemstillstand, parallel mit Wiederbelebung beginnen

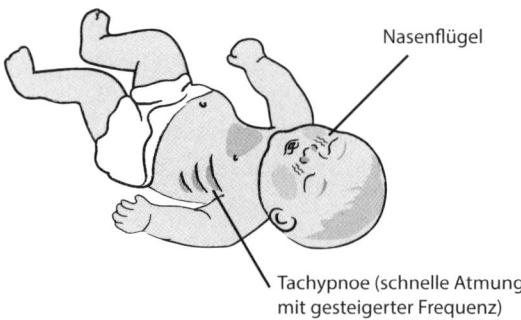

Nasenflügel

Tachypnoe (schnelle Atmung
mit gesteigerter Frequenz)

Diese Anzeichen gibt es übrigens auch bei Atemnot aufgrund von anderen Ursachen, beispielsweise bei einem allergischen Schock, einem Asthmaanfall oder anderen Atemwegserkrankungen.

Für uns Profis ist im Notfall erst mal egal, warum ein Kind Atemnot hat, entscheidend ist, dass wir sofort handeln. Auch die Therapie ist ähnlich: Falls ihr zu Hause kein Cortison-Zäpfchen habt, kann der Notarzt eines verabreichen oder Cortison in die Vene oder muskulär geben. Das Cortison wirkt wie das eigene Cortisol abschwellend und ist ein hervorragendes Notfallmedikament. Die Schwellung der Atemwege geht zurück, und das Kind bekommt wieder besser Luft. Außerdem ist es möglich, verschiedene Formen von Adrenalin zu inhalieren (Adrenalin ist der beste Bronchienerweiterter) oder das Medikament in die Vene oder in die Muskeln zu spritzen (eine ärztliche Aufgabe im Notfall).

Wenn dein Kind zu Pseudokrupp-Anfällen neigt, kannst du dir von deinem Kinderarzt auch ein Notfallzäpfchen oder etwas zum Inhalieren verschreiben lassen. Cortison hat akut keine großen Nebenwirkungen, zögere also bitte nicht, das Medikament auch einzusetzen. Anders verhält es sich mit Medikamenten, die man vernebeln oder inhalieren kann, diese sind für eine Dauermedikation gedacht, etwa bei chronischer Enge der Atemwege und chronischer Bronchitis. Besprich dies unbedingt genau mit dem Kinderarzt.

Kündigt sich ein Pseudokrupp an, weil das Kind oder ein Geschwister schon mal einen Anfall hatten oder der Husten immer bellender wird, lass dir vorab vom Arzt eine Behandlungsempfehlung geben, um für die Nacht gewappnet zu sein. Verhindern kannst du die Anfälle leider nicht. Es lohnt sich, tagsüber sorgfältig zu lüften und für ausreichend Luftfeuchtigkeit im Raum zu sorgen. Bei größeren Kindern empfehle ich außerdem, ein weiteres Kissen unter den Kopf zu legen. Manchmal muss man da leider ein bis zwei Nächte durch, das weiß ich aus eigener Erfahrung.

Durch die richtige Behandlung können die meisten Atemnotanfälle gut kontrolliert werden, und die meisten Kinder erholen sich vollständig. Erwachsene sollten die Symptome also unbedingt erkennen und im Notfall richtig handeln!

7.4 Wunden

Ein „Aua" ist beim Spielen im Freien, beim Sport oder bei alltäglichen Aktivitäten schnell passiert, und dann fließt vielleicht auch Blut. Eltern und Betreuende sollten deshalb über Wunden gut informiert sein. Als Wunde bezeichnen wir alles, was die Haut in ihrer Barrierefunktion zerstört hat, also Schnitte, Entzündungen, Schürfwunden, Verbrennungen, Stiche, Quetschungen oder Hautrisse.

Symptome einer Wunde können sein:
- Schmerzen oder Rötung an der verletzten Stelle
- Blutungen, die von leicht bis stark reichen können, abhängig von der Art, Tiefe und Schwere der Wunde
- Rötung, Schwellung und Wärme in der Umgebung der Wunde → gibt es Anzeichen einer Infektion?
- Zusätzliche Symptome wie Taubheit, Kribbeln oder Bewegungseinschränkungen

Bisse durch Menschen und Tiere
Auf diese möchte ich hier gesondert eingehen. Die Betroffenen von Tierbissverletzungen sind in der Mehrheit Kinder. Über 75 Prozent der Hundebisse ereignen sich mit bekannten Hunden, meist im Zuhause des Hundes. Bisse sind bei Kindern schwerwiegender als bei Erwachsenen, aufgrund

ihrer kleineren Statur und des „Beuteverhaltens" der Tiere sind meist Kopf oder Hals betroffen. Auch Katzenbisse und Menschenbisse sind wegen der jeweiligen Mundflora gefährlich, da sie sich sehr leicht entzünden können. Bei Bissverletzungen wird daher oft ein Antibiotikum gegeben.

Wann mit Wunde zum Arzt?

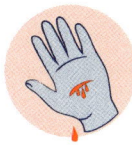 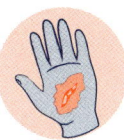 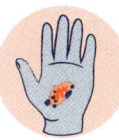 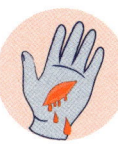 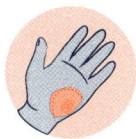

| Starke bzw. andauernde Blutung | Anzeichen einer Infektion | Verschmutzte Wunde | Große oder tiefe Wunde | Insektenstich mit Entzündung und Rotlauf |

- Bisswunden (große Infektionsgefahr)
- Stark verschmutzte Wunden
- Stark blutende Wunden
- Infizierte Wunden (siehe Seite 139)
- Wunden mit Rotlauf/lokaler Rötung
- Wunde plus Fieber oder Eiter
- Wunden, in denen tief ein Fremdkörper steckt, vor allem wenn innere Organe oder andere Organe verletzt sein könnten

 Merke:
Tief sitzende Fremdkörper unbedingt stecken lassen und nicht selbst rausziehen!

- Wunden im Bereich der Geschlechtsorgane (große Infektionsgefahr);
- Begleitverletzungen (Kopfverletzungen, Schwindel, Übelkeit, Wesensveränderung)
- Bei fehlender Tetanusimpfung
- Klaffende Wunden (zirka zwei bis drei Zentimeter lang und einen halben Zentimeter tief)
- Wenn aufgrund der Wunde etwas nicht mehr wie zuvor bewegt werden kann (beispielsweise wegen Sehnenverletzungen)

Was du tun kannst

- **Säubern**: Die erste Maßnahme bei einer Wunde ist die Reinigung, um das Risiko von Infektionen zu verringern. Die Wunde sollte vorsichtig mit Wasser oder einem Hautantiseptikum abgetupft und dann mit einem sterilen Verband oder einem sauberen Tuch abgedeckt werden. Kleine, oberflächliche Schürfwunden kannst du auch mit einem trockenen (Taschen-)Tuch einfach locker vom Schmutz befreien.
- **Blutstillung**: Bei starken Blutungen sollte Druck auf die Wunde ausgeübt werden, um die Blutung zu stoppen. Dazu kann ein sauberes Tuch oder ein Verband verwendet werden. Im Verbandskasten befinden sich auch Kombinationsverbände aus Kompresse und Binde, die als Druckverband angelegt werden können. Dabei kommt es weniger darauf an, wie genau, sondern auf das Ausüben von etwas Druck, bis die Blutung aufhört.

 Merke:

Bitte eine Wunde nicht ganz fest verschnüren, also nicht abbinden wie durch ein Tourniquet. Ein Tourniquet (Drehkreuz oder Aderpresse) ist ein Abbindesystem, mit dem der Blutfluss in den Venen und Arterien gestaut oder unterbrochen werden kann. Bei unsachgemäßem Gebrauch kann dies zu Schäden führen bis hin zum Schwarzwerden und Absterben der Gliedmaßen! Das Abbinden ist deshalb nur wirklich gefährlich spritzenden arteriellen Blutungen vorbehalten. Sollte eine Wunde tatsächlich unstillbar und stark spritzend bluten, habe keine Panik. Mache trotzdem einen Druckverband und wähle die → **112**, gegebenenfalls legen dann die Notärzte ein Tourniquet an.

Expertentipp

Blut lässt sich übrigens mit eiskaltem, fließendem Wasser sehr leicht aus Textilien entfernen. Bei warmem Wasser gerinnt es und setzt sich in den Fasern fest und wird dann schwieriger auswaschbar!

- **Wundversorgung**: Kleinere Wunden können mit einem sterilen Pflaster oder Verband abgedeckt werden, um sie sauber zu halten und das Infektionsrisiko zu reduzieren. Größere oder tiefere Wunden sollten von einem Arzt untersucht und möglicherweise genäht werden. Kleine, oberflächliche Schürfwunden können einfach offen an der Luft trocknen und so belassen werden. Durch die Bildung von Schorf oder Kruste können Narben entstehen, hier helfen Wund- und Heilsalben oder Narbenpflaster (siehe auch Thema Hausapotheke Seite 166).
- **Tetanusschutz überprüfen**: Kinder sollten regelmäßig gegen Tetanus (Wundstarrkrampf) geimpft werden, um das Risiko von Komplikationen bei Wunden zu verringern. Tetanus ist eine sehr gefährliche, auch heute noch oft tödlich verlaufende Infektion!
- **Beobachten und Pflegen**: Überprüfe die Wunde regelmäßig und wechsle den Verband, um sicherzustellen, dass sie sich nicht entzündet. Im Anschluss können dann Wund- und Heilsalben, Silikon oder Fett-Wundauflagen, Gitter und spezielle Pflaster nötig sein.

Finger- und Zehenentzündung

Kinder haben relativ häufig Nagelbettentzündungen von Fingern oder Zehen, die gut behandelt werden sollten, um Komplikationen und das Verbreiten der Infektion auf die gesamte Hand oder den Fuß zu verhindern. Um Infektionen durch unsachgemäßes Schneiden und eingewachsene Zehennägel vorzubeugen, sollte man Kindernägel generell nicht zu kurz schneiden. Achte beim Schneiden außerdem darauf, die umgebende Nagelhaut nicht zu verletzen und den Fußnagel gerade und den Fingernagel rund zu schneiden. Ein zusätzlicher Trick bei Neugeborenen ist es, die Nähte von Strümpfen, Socken und Strumpfhosen verkehrt herum, also nach außen zu drehen und die kleinen Füßchen so oft wie möglich barfuß zu lassen. So lassen sich lokale Reize minimieren.

Was du tun kannst

Wenn es doch einmal zu einer Entzündung gekommen ist und dein Kind über einen schmerzhaften roten Finger oder Zeh klagt:

1. Reinigen: Mache für etwa zehn bis 15 Minuten ein Fingerbad/Fußbad mit warmem Wasser und Kernseife, um Schmutz, Bakterien und andere

Verunreinigungen zu entfernen und die Haut optimal aufzuweichen und vorzubereiten.

2. Desinfizieren: Tupfe die Stelle mit einem antiseptischen Mittel wie Jod oder alkoholfreiem Desinfektionsmittel lokal ab.

 Merke:

Alle jodhaltigen Mittel sollten erst bei Kindern ab 12 Monaten verwendet werden.

3. Verbinden: Lege dann einen Fingerverband am besten mit einer antiseptischen Wundsalbe (zum Beispiel mit Jod) an. Ein steriler Verband oder ein Pflaster schützt vor weiteren Verunreinigungen. Wechsel den Verband regelmäßig.

4. Ruhe: Damit sich der Infekt beruhigen kann und sich die Entzündung nicht weiterverbreitet, wäre eine Fingerschiene sinnvoll, die ist bei kleinen Kindern jedoch schwer umzusetzen. Achte wenigstens darauf, dass etwas mehr Ruhe einkehrt, dein Kind also mit einem entzündeten Zeh nicht unbedingt eine lange Wanderung macht oder zum Fußballtraining geht.

5. Kühlung: Kühlkompressen können helfen, Schwellungen und Schmerzen zu lindern. Sie haben aber keine direkte Auswirkung auf die Infektion!

Wechsele den Verband am Anfang täglich. Wenn sich der Zustand des entzündeten Fingers/Zehs verschlechtert, er mehr schmerzt, die Rötung zunimmt oder es zu einem sogenannten Rotlauf (rote Hautreaktion bei Entzündung) kommt, musst du mit deinem Kind sofort zum Arzt. Ebenso wenn Allgemeinsymptome wie Fieber, Schüttelfrost oder Unwohlsein hinzukommen. Auch wenn die Entzündung schwerwiegend (sehr rot, großflächig, mit Eiteraustritt) ist oder nicht innerhalb weniger Tage abklingt, ist es ratsam, einen Arzt aufzusuchen. Dieser wird möglicherweise Antibiotika oder spezielle Salben verschreiben, eine kleine Operation oder andere medizinische Maßnahmen durchführen.

Woran erkenne ich eine Infektion?

Am Ort der Entzündung kann es lokal zu diesen Zeichen kommen:

- Rötung
- Schwellung
- Schmerzen
- Eingeschränkte Funktion (des Gelenkes)
- Rotlauf
- Fieber (das heißt, die Temperatur beträgt 38,5 °C oder mehr, bei Kindern unter drei Monaten schon ab 38 °C)
- Allgemeines Unwohlsein

7.5 Sepsis

Bei einer Sepsis bzw. Blutvergiftung hat sich die Entzündung über das Blut ausgebreitet. Deshalb wird diese auch als Blutstrominfektion oder Sepsis bezeichnet. Es ist keine Vergiftung im echten Sinn. Allerdings ist es eine lebensbedrohliche Komplikation, die bei verschiedenen Infektionskrankheiten auftreten kann. Die über das Blut in den Körper gelangten Krankheitserreger lösen dann eine Abwehrreaktion aus. Diese ist bei einer Sepsis nicht mehr lokal begrenzt, sodass das Immunsystem überschießend reagiert und auch körpereigenes Gewebe und Organe angegriffen werden.

Notfall Sepsis: →112

Die Symptome einer Sepsis sind:

- **Fieber, Schüttelfrost**
- **schneller Herzschlag**
- **niedriger Blutdruck**
- **Bewusstseinsveränderungen (Unruhe, Verwirrtheit) oder Bewusstseinsstörung**
- **Atemnot**
- **starkes Unwohlsein**
- **deutlich zu wenige oder zu viele weiße Blutkörperchen im Blut (wird bei Blutentnahme festgestellt)**

Eine Sepsis ist lebensbedrohlich, sie kann zu Multiorganversagen und septischem Schock und damit bis zum Tode führen. Deshalb musst du in einem Verdachtsfall auch, ohne zu zögern, schnellstmöglich zum Arzt.

Eine Sonderform ist die **Neugeborenensepsis**. Auch sie ist ein absoluter Notfall und tritt gar nicht so selten auf (etwa 2 bis 3 Fälle unter 1000 Neugeborenen). In der Regel ereignet sie sich in den ersten Lebenswochen eines Säuglings und wird durch Bakterien wie Streptokokken (insbesondere Gruppe B Streptokokken), Escherichia coli und Staphylokokken ausgelöst. Diese Erreger können während der Geburt von der Mutter auf das Baby übertragen werden oder durch das Umfeld in den Körper der Kleinen dringen. Da das Immunsystem noch unreif ist, ist das Baby noch nicht in der Lage, diese Infektionen zu verarbeiten. Manche Bakterieninfektionen können so schwerwiegend sein, dass die Schwangere bereits vor der Geburt getestet wird und gegebenenfalls bei positivem Test während und nach der Geburt vorsorglich ein Antibiotikum gegeben wird. Die Symptome der Neugeborenensepsis können leider sehr unspezifisch sein und sich im Verlauf der Infektion verschlimmern.

Notfall Neugeborenensepsis →112
1. **Fieber ab 38 °C!**
2. **Schnelles Atmen oder Atemnot**
3. **Schläfrigkeit, Bewusstseinstrübung**
4. **Trinkschwäche, Zeichen der Austrocknung**
5. **Erbrechen, Durchfall**
6. **Hautverfärbungen oder Hautausschläge, Gelbsucht, Einblutungen in die Haut**
7. **Anzeichen von Unruhe oder Reizbarkeit**
8. **Krämpfe, Krampfanfälle**

 Merke:
Bei Neugeborenen sind oft nicht die Symptome zu sehen, die bei älteren Kindern oder uns Erwachsenen typisch sind. Deshalb achte auf jede Veränderung im Verhalten oder Zustand des neu-

geborenen Babys. Bei Verdacht auf eine Infektion nimm sofort ärztliche Hilfe in Anspruch.

Die Behandlung der Neugeborenensepsis erfordert in der Regel eine sofortige Einweisung in ein Krankenhaus, wo das Baby gründlich untersucht und mit Antibiotika behandelt wird. Auch eine intensivmedizinische Komplexbehandlung mit Beatmung oder andere unterstützende Maßnahmen kann erforderlich sein, um das Babys zu stabilisieren.

7.6 Amputationen

Hierbei handelt es sich um eine eher seltene Verletzung bei Kindern, da diese noch nicht mit schweren Werkzeugen, Maschinen oder im Garten mit Axt oder großen Scheren arbeiten. Meist kommt es auch nicht dazu, dass ein Körperteil vollständig abgetrennt wird, sondern es passieren eher Teilamputationen oder Teildurchtrennungen, bei denen noch eine verbindende „Hautbrücke" besteht. Als Notärztin habe ich bei Kindern schon zahlreiche dieser Teilamputationen gesehen, da sie ihre kleinen Fingerchen ungeaht in kleine Lücken und Scharniere quetschen können.

Wie verhalten bei Amputationsverletzungen?
Wie immer ist das Wichtigste, dass du selbst nicht in Panik verfällst und beruhigend auf dein Kind einwirkst. Wenn es irgendwie möglich ist, solltest du das abgetrennte Körperteil (häufig sind es ja Finger oder Zehen) suchen und es verpacken. Deinem Kind solltest du außerdem an den Stumpf einen Wundverband anlegen. Zur Blutstillung und für die Vorbeugung von Infektionen verbindest du am besten beides (Stumpf und das Amputat), damit es zu kei-

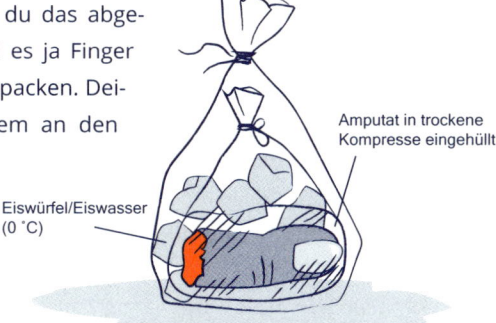

Amputat in trockene Kompresse eingehüllt

Eiswürfel/Eiswasser (0 ˚C)

nen weiteren Verschmutzungen kommt. Rufe dann den Notruf →**112** und verpacke das Amputat gut und sicher in eine Plastiktüte, die du in eine zweite Plastiktüte legst. Diese füllst du mit Eiswürfeln und Wasser, sodass eine Kühlung bei 0 °C gegeben ist. Das Amputat sollte wasserdicht verschlossen in dem Eisbeutel schwimmen. Die Leitstelle unter 112 wird euch wahrscheinlich in eine Spezialklinik schicken oder der Notarzt bringt euch direkt dorthin.

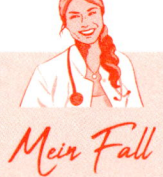

Mein Fall

Vieles kann heutzutage wieder angenäht werden, jedoch nur, wenn es sachgemäß verpackt wird. Nicht selten bekommen wir leider abgetrennte Finger oder Zehen ungekühlt, ausgetrocknet oder in verdreckten Taschentüchern präsentiert. Diese wieder anzunähen, ist dann leider oft nicht sinnvoll und birgt sogar eine Infektionsgefahr.

7.7 Fremdkörper in Körperöffnungen

Dem Einfallsreichtum von Kindern sind leider keine Grenzen gesetzt, wie und wo sie Kleinteile in ihren Körper hineinstecken können.

Fremdkörper in Nase und Ohren

Dein Kind und du sollten nicht versuchen, einen Fremdkörper selbst aus der Nase oder dem Ohr zu entfernen, da die hohe Gefahr besteht, dass er noch tiefer hineingedrückt wird. Insbesondere glitschige, glatte oder wassersaugende Kleinteile können sich immer mehr verkanten oder weiterrutschen, dabei aufquellen und auch zu Verletzungen von wichtigen Strukturen führen. Fahre lieber zum nächsten Kinderarzt oder ins Krankenhaus. Wir Ärzte haben andere Instrumente zum „Bergen" und im Fall der Fälle auch die Möglichkeit, den Fremdkörper unter kurzer Narkose zu entfernen. Generell sollten Kleinteile zeitnah wieder aus Körperöffnungen rausgeholt werden, da auch die umgebende Schleimhaut zu schwellen beginnt, was die Sache erschweren kann. Verbleibt der Fremdkörper, kann er außerdem Infektionen auslösen.

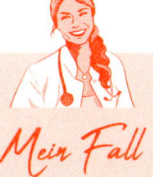

Mein Fall

Das Entfernen von Bügelperlen aus Kindernasen ist schon zu meiner unfreiwilligen Spezialität geworden. Auch Waterbeads (sie quellen leider auf), Rosinen und Eichenkätzchen gehören zum Repertoire meiner Sammlung. All diese Dinge habe ich schon aus Körperöffnungen von Kindern geholt. Ich rate dazu, es nicht selbst mit einer Pinzette zu versuchen, sondern lieber die Profis ranzulassen.

Ein weiterer wichtiger Hinweis zu kleinen Gegenständen in der Nase: Bei Manipulation kann es bei kleinen Kindern leicht zu einem sogenannten Nasenscheidewandhämatom kommen, also zu einem Bluterguss in der Nase. Deshalb sollten Pinzetten, Nasensauger und Nasenduschen bei Kleinkindern tabu sein und keinesfalls unter Gewalt angewendet werden. Sind die Saugerspitzen weich und dein Kind alt genug und kooperativ, kann es funktionieren. Auch hier besteht jedoch bei unsachgemäßem Gebrauch die Gefahr, dass der harte Gegenstand an die Nasenscheidewand stößt. Auch wenn Popel mit einer Pinzette oder einem ähnlichen Werkzeug entfernt werden, kann bei einer unkontrollierten Bewegung des Köpfchens ein Bluterguss entstehen. Diese sind an der Nase sehr gefährlich für den Knorpel. Ähnlich verhält es sich übrigens auch beim Ohrenputzen, bei Fremdkörpern im Ohr oder bei Wattestäbchen. Diese sind viel zu schmal und schieben das Ohrenschmalz eher vor sich her, als dass sie säubern. Die Gefahr einer Trommelfellverletzung besteht. In der Regel reicht es, das Äußere des Gehörgangs mit einem Waschlappen oder einem feuchten Tuch auszuputzen.

Fremdkörper im Auge

Beim Spielen draußen ist es schnell passiert, dass Dreck und Sand im Auge deines Kindes landen. Bis Kinder gelernt haben, nicht mit Sand zu werfen, braucht es eine Weile. In den meisten Fällen lässt sich mit einem trockenen Taschentuch der gröbste Dreck entfernen. Wenn dein Kind danach immer noch angibt, dass es etwas im Auge hat, kannst du folgende Schritte durchführen:

- Bei „harmlosen" Fremdkörpern hilft das Spülen mit einer Kochsalzlösung.
- Danach streiche den Dreck vorsichtig zum Augeninnenwinkel, also zur Nase hin, weiter aus.
- Bei Fremdkörpern im Unterlid ziehe das Unterlid nach unten und tupfe den Krümel mit einem ganz feuchten oder nassen Wattestäbchen oder der Ecke eines nassen Taschentuchs heraus.
- Bei Fremdkörpern unter dem Oberlid sollte das Kind nach unten gucken. Du nimmst dann das Oberlid an den Wimpern mit deinen Fingern und ziehst es über das Unterlid herunter, um den Fremdkörper so zu lockern oder sogar abzustreifen.
- Bitte nicht einfach wie wild reiben, da dies Strukturen am Auge zerkratzen kann.
- Hat das alles keinen Erfolg, sucht den nächsten Kinderarzt auf oder fahrt in die Notaufnahme.

 Merke:

Entferne spitze Gegenstände, die im Auge stecken, auf gar keinen Fall selbst! Stattdessen beide Augen vorsichtig mit einem nassen Wattepad oder einem Baumwolltuch abdecken und sofort zum nächsten Augenarzt oder ins Krankenhaus fahren oder den Notruf → 112 wählen. Das Augenlicht ist ein kostbares Gut und gehört in die Hände von Spezialisten!

7.8 Nasenbluten

Kinder bekommen häufig Nasenbluten, es tritt in der Regel spontan aufgrund von kleinen, geplatzten Blutgefäßen in der Nase auf. Es sieht zwar dramatisch aus, hat jedoch meist harmlose Ursachen und lässt sich leicht beheben.

Ursachen können sein
1. Trockene Luft: Vor allem im Winter, in beheizten Räumen oder bei Klimaanlagenluft kann die Schleimhaut in der Nase austrocknen, was zu Nasenbluten führt.
2. Nasenbohren: Ein beliebtes Hobby vieler Kinder, das jedoch die Nasenschleimhaut reizt und verletzt.
3. Nasentrauma: Ein Stoß, Schlag oder Kratzer in der Nase kann die kleinen, empfindlichen Blutgefäße verletzen und Blutungen verursachen.
4. Krankheiten: Allergien, Infektionen, chronische Erkrankungen können zu einer erhöhten Empfindlichkeit der Nasenschleimhaut führen und Nasenbluten auslösen.
5. Nasenspray: Wenn über einen längeren Zeitraum Nasenspray angewendet wurde, kann dies zu Blutungen führen.

Verhalten bei Nasenbluten

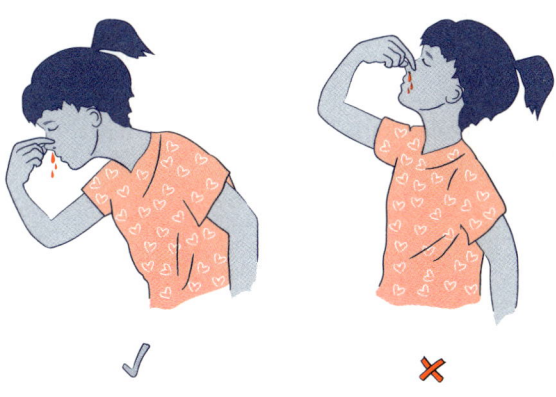

Was du bei Nasenbluten tun kannst:
1. Beruhige das Kind.
2. Lass dein Kind den Kopf vorbeugen und übe Druck aus: Dein Kind soll sich aufrecht hinsetzen und den Kopf nach vorne lehnen. Drücke dann sanft das weiche Teil der Nase vorne (die Nasenflügel) für etwa 10–15 Minuten zusammen. Währenddessen soll dein Kind durch den Mund atmen und kein Blut schlucken. Nicht den Kopf in den Nacken legen!
3. Lege kalte Kompressen auf die Nasenwurzel, um die Blutgefäße zu verengen und die Blutung zu stoppen. Du kannst auch kalte Kompressen in den Nacken legen.

Vorbeugend oder wenn es schon häufiger zum Nasenbluten gekommen ist, kann man pflegende, befeuchtende Nasensalben oder Nasensprays verwenden, insbesondere in trockenen Umgebungen und im Winter. Auch ein „Popelverbot" sollte mit dem Kind besprochen werden.

Wann zum Arzt?
- >20–30 Minuten Blutung ohne Stoppen
- Schwallartig, sehr viel Blut
- Schwindel oder Benommenheit
- Blutung nach einem Unfall
- Blutgerinnungsstörung bekannt oder blutverdünnende Medikamente
- Sehr häufiges Nasenbluten

Manchmal sind eine ärztliche Untersuchung und Behandlung erforderlich, einschließlich der Anwendung von blutstillenden Medikamenten oder einer Verödung (Kauterisation) der Blutgefäße. Bei älteren Kindern und Erwachsenen müssen die Ärzte sich dann auch auf die Suche nach einer möglichen Grunderkrankung machen.

7.9 Zahnunfall

Bei einem Sturz kann es passieren, dass plötzlich ein ganzer Zahn oder ein Stück eines Zahnes vor euch oder im Mund des Kindes liegt. Vielleicht spuckt dein Kind sogar Blut aus. Prüfe zunächst, ob noch weitere Verletzungen vorliegen, zum Beispiel ein Zungenbändchen-, Lippen- oder Zungenriss.

Handelt es sich um einen Milchzahn? Dann ist es oft halb so wild. Aber auch bei bleibenden Zähnen ist viel zu retten.

Schau genau, ob noch etwas vom Zahn drinsteckt, ob der Zahn also als Ganzes ausgefallen oder nur in Teilen abgebrochen ist.

Grundsätzlich besteht die Möglichkeit, den Zahn wieder „einzupflanzen" oder Teile wieder dranzukleben. Dazu muss man aber den Zahn oder das Stück retten! Und man muss den Zahn oder das Zahnstück unbedingt feucht halten!

Richtig reagieren:

Milchzähne	Bleibende Zähne

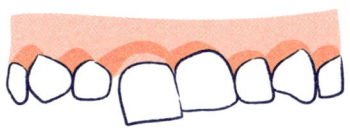 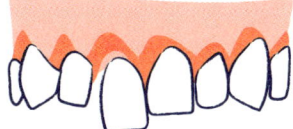

Milchzahn gelockert oder verschoben	Zahn gelockert oder verschoben

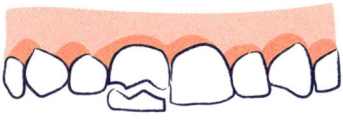 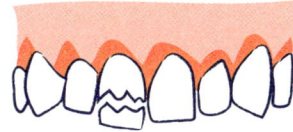

Milchzahn abgebrochen	Zahn abgebrochen

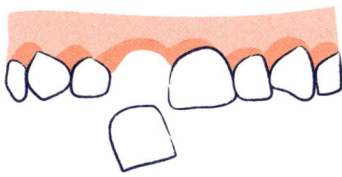 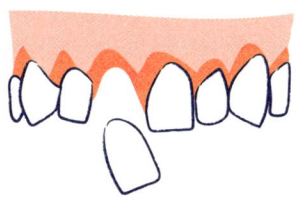

Milchzahn ausgeschlagen	Zahn ausgeschlagen

→ Keine Eile, suche trotzdem zeitnah eine Zahnarzt auf.

→ Sofort den Zahnarzt aufsuchen.

Was du tun kannst

- Blut und Zahn auf ein Taschentuch ausspucken lassen, Mund danach mit Wasser ausspülen. Blut nicht runterschlucken. Zahn auch nicht verschlucken.
- Den Zahn nicht an der Zahnwurzel anfassen! Nicht austrocknen lassen.
- Am besten den Zahn in eine Zahnrettungsbox (gibt es in der Apotheke oder in Drogeriemärkten) legen.
- Alternativ Zahn in ein kleines Döschen mit H-Milch tun (zur Not geht auch Kochsalzlösung).
- Den Zahn nicht reinigen, nicht desinfizieren, nicht in normales Wasser geben!
- Den Zahn nicht im Mund aufbewahren lassen, da man ihn leicht verschlucken kann.

Fahre mit deinem Kind schnell zum Zahnarzt, in die Zahnklinik oder zum Kieferorthopäden. Auch der Kieferknochen kann betroffen sein und gehört untersucht. Einen Zahn kann man auch nur begrenzt lang wieder einsetzen.

7.10 Tourniquet

Wahrscheinlich weißt du noch, was das ist: ein Druckverband zum Abbinden, um bei schweren Verletzungen den Blutfluss zu stoppen. Hier ist aber das versehentliche Abbinden von Gliedmaßen, insbesondere Fingern und Zehen, durch ausgefallene Haare gemeint. Diese können vom Kind selbst oder Angehörigen stammen. Gerade nach der Schwangerschaft verlieren viele Mütter aufgrund der Hormonumstellung mehr Haare als vorher. Diese Haare können überall herumliegen und sich sammeln, zum Beispiel nach dem Waschen in Babysocken und Babystrumpfhosen. Dann können sich die Haare um die kleinen Zehen oder Finger schlingen und sie abbinden.

Oft lässt sich dieses unbeabsichtigte Abbinden nur schwer erkennen, da die Finger und Zehen von Babys und Neugeborenen noch viele Speckfalten haben. Sogar am Handgelenk, am Unterarm oder Unterschenkel kann sich so ein Haar rundherum um die Gliedmaße oder in eine Speck-falte legen. Wenn das Baby strampelt und sich bewegt, zieht sich das Haar immer enger zu bis es sogar zum Absterben der Zehe/des Fingers oder des Körperteils kommen kann.

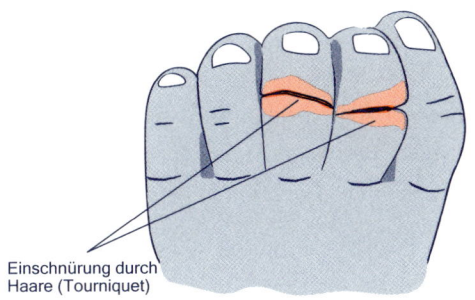

Einschnürung durch
Haare (Tourniquet)

Ältere Kinder sagen es uns glücklicherweise, wenn sie etwas zwickt, Babys können ihre Schmerzen nur durch fortwährendes Weinen und Quengeln mitteilen. Suche deshalb bei einem schreienden Kind immer nach einer Ursache! Ein Hinweis auf ein Tourniquet kann auch eine Verfärbung der Zehen oder Finger sein. Schaut euch also eure kleinen Lieblinge immer ganz genau an!

7.11 Vergiftungen und Verätzungen

Hier ist Prävention der Schlüssel! Wer kennt nicht den Satz: „Außerhalb der Reichweite von Kindern aufbewahren." Das scheint logisch und klar zu sein, doch die Reichweite von Kindern und Babys ist nicht zu unter-schätzen. Schon Krabbelkinder können geschickt Schränke und Türen öffnen, und wenn dein Kind laufen kann, wird es seine Umgebung weiter erforschen. Nimmt es dabei über Mund, Magen-Darm-Trakt, Nase, Lunge oder Haut eine giftige Substanz auf, kann es zu einer Vergiftung kommen.

Für Kinder sind viele Substanzen giftig, die wir auf den ersten Blick vielleicht gar nicht als solche wahrnehmen. Dazu gehören Medikamente, Zigaretten, Alkohol, Tabak, Unkrautvernichter, Lacke, Farben, giftige Pflanzen, Haushaltsreiniger und Putzmittel. Medikamente sowie Putz- und Reinigungsmittel sind zu etwa 80 Prozent für Vergiftungen bei Kindern verantwortlich.

Wenn Reinigungsmittel in der Küche oder im Bad aufbewahrt werden, sollten sie daher mit einem Sicherheitsschloss verwahrt werden. Viele Putz- und Haushaltsmittel haben deshalb einen kindersicheren Verschluss (achte beim Einkauf darauf). Auch Medikamente sollten immer in einem unzugänglichen Medikamentenschränkchen aufbewahrt werden. Großeltern müssen darauf achten, dass keine Medikamentenschachteln offen rumliegen. Besonders zu erwähnen sind an dieser Stelle die Wäsche-Pods: Sie sehen aus wie Gummibärchen und sind prallelastisch, weshalb bereits die Hersteller einen Hinweis auf die Verpackung gesetzt haben.

 Merke:

Eine Warnung zu Pflanzenschutz- und Düngemitteln, Lacken, Farben, Säuren, Benzin und anderen flüssigen Giften: Sie sollten auf keinen Fall in „harmlose" Behältnisse umgefüllt werden.

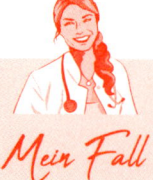

Mein Fall

Das Umfüllen von giftigen Substanzen in Getränkegefäße birgt große Gefahren. Es gibt immer wieder Notarzteinsätze, weil Patienten im häuslichen Bereich aus Versehen aus einer Wasserflasche getrunken haben, in die Angehörige vorher Essigsäure, giftige Substanzen oder Methanol umgefüllt hatten. Dies führt zu schlimmen Verätzungen im Mund-Speiseröhren-Bereich und kann je nach Schwere oder Substanz (Methanol) tödlich enden.

Und wenn es doch passiert ist?
Wenn dein Kind eine giftige Substanz verschluckt hat, solltest du es auf keinen Fall zum Erbrechen bringen, im Mundraum suchen oder auf den

nächsten Stuhlgang oder das selbstständige Erbrechen warten. Warte auch nicht auf den nächsten Arzttermin. Es bedarf sofortiger Hilfe! Wähle den **Giftnotruf beispielsweise 089 19240 oder 030 19240**, oder rufe gleich unter →**112** die Rettung! (Siehe auch Telefonliste Seite 206)

1. Ruhe bewahren.
2. Kind beruhigen und aus der Gefahrenzone, also vom Gift entfernen.
3. Bei festen Substanzen Reste ausspucken lassen.
4. Zeigt das Kind bereits Anzeichen einer Vergiftung, schreit es oder hat es Schmerzen aufgrund einer Verätzung →**112**
5. Zeigt das Kind noch keine Anzeichen einer Vergiftung, rufe den Giftnotruf an und dokumentiere genau (am besten mit Foto), wie viel von was das Kind verschluckt oder getrunken hat.
6. Die Kollegen an der Leitstelle unter 112 oder vom Giftnotruf werden dir sagen, was weiter zu tun ist!

 Merke:

Bitte gib deinem Kind keine Milch! Entgegen landläufiger Meinung ist Milch keine Hilfe, im Gegenteil: Bei vielen Giften fördert Milch über die darin enthaltenen Fette sogar die Aufnahme über den Magen-Darm-Trakt.

Wenn dein Kind unbemerkt etwas Giftiges konsumiert hat, gibt es Anzeichen, die darauf hinweisen können. Je nach Gift können sie aber unterschiedlich stark ausgeprägt sein und teilweise erst nach 24 Stunden auftreten (beispielsweise bei Pflanzengiften). In jedem Fall sollten dich diese Symptome hellhörig machen:

Notfall Vergiftung →**112 bzw. Giftnotruf**
- **Bauchschmerzen**
- **Übelkeit, Erbrechen**
- **Schwindel, Müdigkeit, Unwohlsein**
- **Bewusstlosigkeit, Wesensveränderung**
- **Krampfanfall bis hin zu Herz-Kreislauf-Stillstand**

Verätzungen

Verletzungen von Haut und/oder Schleimhäuten durch chemische Stoffe, in der Regel starke Säuren (saurer pH) oder Laugen (basischer pH), nennt man Verätzungen. Sie können auch durch Reinigungsmittel und Haushaltssubstanzen verursacht werden.

Bei Augenverätzungen: Spüle deinem Kind mindestens zehn Minuten mit lauwarmem fließendem Wasser die Augen aus, halte dabei die Augenlider mit den Fingern offen, ggf. zu zweit. Bitte während dieser Zeit schon →**112** wählen!

Bei Hautkontakt: Entferne das Gift, lass dein Kind ausspucken oder mit Leitungswasser den Mund spülen, ohne dass weiteres Gift verschluckt wird. Entferne sofort seine Kleidung, soweit dies möglich ist. Denk auch an die Windel, da sie als saugendes Material lange Flüssigkeit abgeben kann. Spüle die Haut mit lauwarmem fließendem Wasser. Dusche dein Kind mit handwarmem Wasser (ca. 25 °C) ab oder wickel es zum Transport in saubere, feuchte Tücher (z. B. frische Handtücher). Achtung: Gefahr der Unterkühlung bei Babys! Bitte während dieser Zeit schon →**112** wählen!

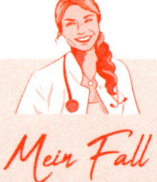

Mein Fall

Selbst so „natürliche" Mittel wie Zitronensäure und Essigsäure können in hochkonzentrierter Form eine Verätzung auslösen. Deshalb empfehle ich beispielsweise, Wadenwickel keinesfalls mit Essig durchzuführen, lauwarmes Wasser genügt. Eine zu hohe Konzentration an Essigsäure kann zu Verätzungen führen. In der Notaufnahme wurde uns einmal ein Baby mit fieberhaftem Infekt und unklaren roten Beinchen vorgestellt. Die Beinchen sahen aus, als hätten sie eine Verbrennung erlitten. Nach Ausschluss von Kinder- und Hautkrankheiten wurde beim Nachfragen klar, dass das Kind – gut gemeint – wegen des Fiebers Essigwickel mit purer Essigessenz bekommen hatte. Dies ist bei Babys bereits öfter vorgekommen. Das Kind hatte eine starke Verätzung beider Beine erlitten und musste langwierig weiterbehandelt werden.

7.12 Insektenstiche und -bisse

Insektenstiche sind kleine Verletzungen verursacht durch einen Stich oder Biss des Tiers, das sein Gift und/oder Speichel in die Wunde gibt. Bei bestimmten Insekten können dabei auch gefährliche Erreger übertragen werden (Malaria, Schlafkrankheit, FSME). Meist sind diese Hauterscheinungen jedoch nur unangenehm und jucken. Besteht allerdings eine Allergie (siehe auch Seite 154) gegen Insekten oder entzündet sich die Stelle, sollte man vorsichtig sein.

Was du tun kannst
Vorbeugung: Mückenschutzsprays sind meist für Kinder ab einem Jahr erlaubt. Lies unbedingt den Beipackzettel der Insektensprays sorgfältig vorher und lass dich in der Apotheke beraten. Meide Wespen und Bienen und erkläre deinem Kind den richtigen Umgang mit ihnen. Wenn dein Kind in der Natur gespielt hat, untersuche es abends auf Zecken, insbesondere auch am Kopf und im Intimbereich.

1. **Entferne zunächst den Stachel oder das Tier**, sollte es noch saugen. Bei Zecken empfiehlt sich ein beherzter Ruck mit einer Zeckenzange.

 Merke:
Es ist übrigens nicht schlimm, wenn etwas vom Kopf oder Stechapparat der Zecke in der Haut stecken bleibt. Und: Dein Kind gehört mit einem akuten Zeckenbiss nicht Samstagnacht um 3.00 Uhr in die Notaufnahme. Das Entfernen kann jeder.

2. **Kühle den Insektenstich**, um die Entzündungsreaktion, Schwellung und den Juckreiz zu lindern (keine Unterkühlung!). Ein beliebtes Hausmittel ist das Auflegen einer aufgeschnittenen Zitrone oder einer aufgeschnittenen Zwiebel. Ebenso soll Spucke kühlend und lindernd wirken.
3. In der Apotheke gibt es **Insektenstifte** zu kaufen, die durch eine kurze, gezielte Hitzeeinwirkung die Histaminausschüttung dämpfen. Achtung: Diese ist kurz schmerzhaft und auch – je nach Hersteller – erst ab

einem gewissen Alter empfohlen. In der Apotheke gibt es auch kühlende Gels und antibiotische oder cortisonhaltige Salben.

4. **Nicht kratzen!** Es lindert nur kurz den Juckreiz, kann aber zu unschönen Narben und einer Ausbreitung der Entzündung führen.

5. **Desinfiziere den Stich** und beobachte ihn unbedingt weiter. Verändert er sich in Größe, Form oder Farbe? Gibt es Zeichen einer Infektion?

Achtung: Wenn dein Kind nach einem Stich eine starke Reaktion zeigt, ein Stich heftig anschwillt oder schmerzt, sollte vorsichtshalber ein Arzt aufgesucht werden. Ebenso wenn sich die Stelle im Verlauf entzündet oder einen Rotlauf bildet. Es kann auch nach Stichen zu einer allergischen Reaktion kommen. Lies dazu auch den Abschnitt zu Allergie und zum allergischen Schock auf den folgenden Seiten.

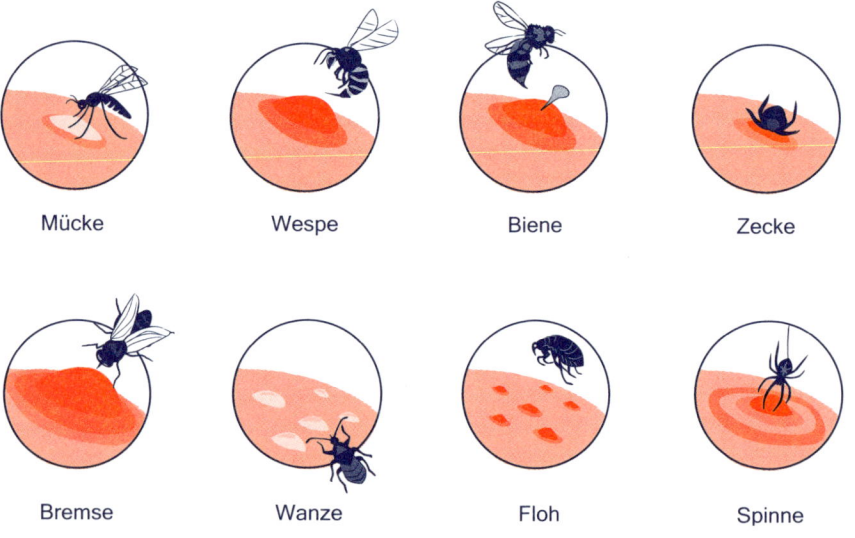

Mücke   Wespe   Biene   Zecke

Bremse   Wanze   Floh   Spinne

7.13 Allergie

Allergische Reaktionen bei Kindern sind keine Seltenheit. Sie können zu einer ernsten gesundheitlichen Bedrohung bis hin zum Kreislaufstillstand führen und erfordern eine schnelle und angemessene Reaktion.

Warum haben Kinder Allergien?

Allergische Reaktionen bei Kindern entstehen, wenn ihr Immunsystem überempfindlich auf eine bestimmte Substanz reagiert, die als Allergen bekannt ist. Zu den häufigsten Allergenen bei Kindern gehören Nahrungsmittel wie Milch, Eier, Erdnüsse, Baumnüsse, Fisch und Meeresfrüchte aber auch Insektenstiche, Medikamente, Pollen und Hausstaubmilben. Kinder sind anders als Erwachsene natürlich mit vielen Stoffen und Substanzen noch nie in Berührung gekommen, sodass auch Kontaktallergien, zum Beispiel in Form eines Hautausschlags, auftreten können. Wenn eine allergische Reaktion so stark wird, dass sie auch das Herz-Kreislauf-System beeinflusst oder es zu starken Schwellungen im Bereich der Luftwege kommt, nennt man das einen allergischen Schock oder eine Anaphylaxie.

Kinder können aufgrund ihrer geringeren Körpergröße und ihres Gewichts empfindlicher auf allergische Reaktionen sein als Erwachsene. Es ist wichtig, dass Eltern, Erzieher und Betreuende die Anzeichen und Symptome identifizieren und wissen, wie sie im Notfall handeln müssen. Gerade kleinere Kinder können ihre körperliche Reaktion selbst noch nicht gut erkennen und erklären.

Eine allergische Reaktion kann nämlich von mild bis lebensbedrohlich ausfallen. Zu den häufigsten Symptomen gehören Hautausschläge, Juckreiz, Nesselsucht, geschwollene Lippen oder Zunge, laufende Nase, Niesen, Husten, Atembeschwerden, Enge und Schwindelgefühl bis hin zum allergischen Schock. Für uns Ärzte ist es wichtig zu wissen, ob eine Allergie bei deinem Kind wirklich durch einen Arzt nachgewiesen ist oder ob es etwas nicht vertragen hast und deshalb spucken musste/Durchfall hatte. Es ist ein großer Unterschied, ob eine Person lebensbedrohliche allergische Symptome zeigt oder etwas nur nicht vertragen hat.

Therapie bei allergischen Reaktionen

Die Behandlung einer allergischen Reaktion hängt von der Schwere und den Einschränkungen ab, die sie für dein Kind bedeuten. Bei milden Reaktionen können antiallergische Medikamente wie Antihistaminika helfen, die Symptome zu lindern. Bei Hautreaktionen helfen lokal Salben oder kühlende Gels. Bei schweren Reaktionen ist eine sofortige medizinische

Notfallversorgung erforderlich, einschließlich der Verabreichung von Adrenalin.

Notfall allergischer Schock →112
Folgende Symptome können auftreten:
- Hautausschlag am ganzen Körper
- Juckreiz am ganzen Körper
- Atemnot
- Schwellungen in Gesicht und Mund
- Schwindel
- Herzrasen bis hin zu Kreislaufkollaps mit Bewusstseinsverlust und Wiederbelebung

Was du tun kannst

1. Ruhe bewahren.
2. Allergen entfernen: Wenn dein Kind auf Bienen allergisch ist, entferne sofort den Bienenstachel. Wenn dein Kind auf Nüsse allergisch ist, entferne sofort jegliche Nussspeise aus seiner Umgebung und lass es Reste im Mund ausspucken.
3. Zeigt dein Kind Symptome von Atemnot, gibt es ein enges Gefühl im Rachenraum oder beim Schlucken an, oder hat es sogar einen Kreislaufstillstand? Rufe den Rettungsdienst.
4. Überwache das Kind genau und achte auf Anzeichen einer Verschlechterung der Symptome. Wenn dein Kind bewusstlos wird, musst du die stabile Seitenlage anwenden (siehe Seite 115). Wenn es einen Kreislaufstillstand erleidet, leite Wiederbelebungsmaßnahmen ein (siehe Seite 111).
5. Wenn bereits eine Allergie bekannt ist und ihr einen Epinephrin-Autoinjektor (Epi-Pen) für dein Kind besitzt, verwende ihn ohne zu zögern und gemäß der Anweisungen.

Insgesamt ist eine allergische Reaktion ein gut behandelbarer Notfall, wenn er rechtzeitig erkannt wird! Eltern, Großeltern und Betreuer sollten mit einem Plan für eine allergische Reaktion vertraut sein und im Notfall schnell und vor allem entschlossen handeln. Insbesondere ist dies natürlich wichtig, wenn schon eine bekannte Allergie vorliegt. Der Epi-Pen sollte dann immer überall hin mitgenommen werden!

7.14 Hautausschlag

Babyhaut ist besonders dünn und empfindlich, man könnte ein ganzes Buch nur über die Haut von Kindern schreiben. Hier sollen nur typische Ausschläge und Krankheiten im Überblick aufgelistet werden, die dir wahrscheinlich begegnen werden. Unsere Haut ist nämlich eines der größten Immunorgane unseres Körpers und reagiert deswegen auf bakterielle und virale Entzündungen oft mit einem Ausschlag.

 Merke:

Wenn dein Baby Fieber plus Hautveränderungen/Ausschlag hat, sollte ein Arzt aufgesucht werden.

Den ersten Ausschlag deines Kindes wirst du direkt nach der Geburt feststellen. Aufgrund der Umstellung der Hormone entwickeln Neugeborene verstopfte Poren und Pickelchen vor allem im Gesicht. Meist verschwinden diese Hautveränderungen ganz von allein innerhalb einer Woche.

Da einige Kinderkrankheiten, die mit Ausschlag einhergehen, wirklich hochansteckend sind, möchte ich hier die wichtigsten noch mal nennen.

Expertentipp

Wenn dein Kind Fieber und einen Ausschlag hat, informiere das Krankenhaus oder das Personal in der Kinderarztpraxis vorab darüber! Manchmal gibt es gesonderte Eingänge oder extra Termine, damit sich die anderen Kinder nicht gegenseitig anstecken.

Dreitagefieber:

Krankheit: Beginn mit drei Tagen sehr hohem Fieber bis 41 °C, erst dann kommt der Ausschlag und dem Kind geht es meist schlagartig wieder gut. Ausschlag: Kleine, hellrote, feine Flecken, nicht erhaben und nicht rau, vor allem am Brustkorb und Rücken, die sich schnell über den ganzen Körper ausbreiten. Nach zwei bis drei Tagen verschwindet der Hautausschlag wieder genauso schnell, wie er gekommen ist.

Ursache: Herpesvirus (humanes Herpesvirus Typ 6)

Therapie: Keine Impfung möglich! Fiebersenkende Medikamente, viel trinken, Ruhe, bei drei Tagen hohem Fieber beim Arzt vorstellen!

Verwechslungsgefahr: Scharlach

Besonderheit: Sehr ansteckend, lebenslange Immunität

Masern:

Krankheit: Beginnt meist mit Fieber, Husten, Schnupfen, oft mit Bindehautentzündung, weißliche, kalkspritzerartige Flecken im Mund. Das Kind ist sehr krank mit schweren Fieberschüben.

Ausschlag: Großflächig, stark rote bis braune Flecken verlaufen ineinander, der Ausschlag beginnt meistens hinter den Ohren und breitet sich dann über den ganzen Körper aus.

Ursache: Paramyxovirus

Therapie: Es gibt eine Impfung. Fiebersenkende Medikamente, viel trinken, Ruhe, unbedingt Vorstellung beim Arzt! Für Babys und Neugeborene ist die Infektion besonders gefährlich. Auch bei Kontakt mit Schwangeren oder wenn Kontaktpersonen der Schwangeren an Masern erkrankten, sollte eine ärztliche Beratung in Anspruch genommen werden. Es kann bei Masern zu ernsthaften Komplikationen für das Ungeborene kommen. Auch können Masern einen Virusinfekt des Gehirns auslösen, eine sogenannte Enzephalitis mit schwerwiegenden bleibenden Folgen.

Verwechslungsgefahr: Röteln

Besonderheit: Hochansteckend, meldepflichtig, Komplikationen, Achtung Schwangere!

Ringelröteln:

Krankheit: Ein bis zwei Wochen nach einer Ansteckung zunächst unspezifische Krankheitssymptome und eine schmetterlingsförmige Rötung auf beiden Wangen.

Ausschlag: Später zeigen sich kleinfleckige, rote Hautveränderungen auf Schultern, Oberarmen, Oberschenkeln und Gesäß, die sich in Girlandenform oder ringförmig ausbilden und in der Form ändern können. Dieser

Ausschlag kann jucken. Wenn er sichtbar ist, ist der Spuk aber schon fast vorbei. Der Ausschlag kann über Wochen bestehen und bei Anstrengung oder Hitze wieder aufblühen.
Ursache: Parovirus B19
Therapie: Keine Impfung möglich! Viel trinken, Ruhe, bei Fieber ggf. Fiebersenker, ggf. Juckreiz lindernde Salbe.

Hautausschläge mit typischem Erscheinungsbild

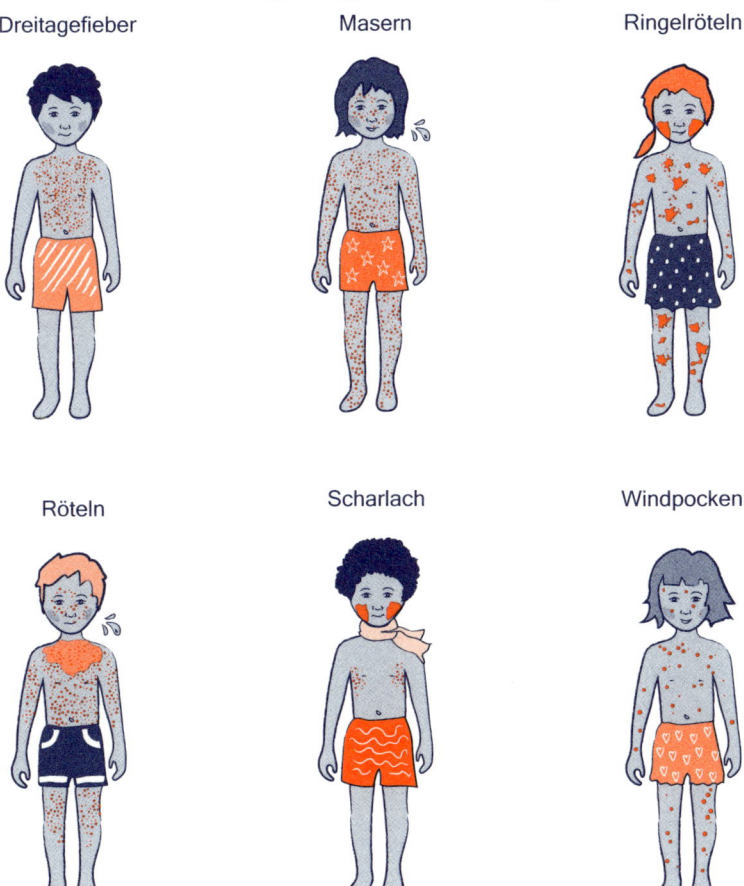

Dreitagefieber

Masern

Ringelröteln

Röteln

Scharlach

Windpocken

Besonderheiten: Lebenslange Immunität, Krankheitsfälle vor allem vom Spätwinter bis zum Frühsommer. Achtung Schwangere! Die Blutbildung des Ungeborenen kann lebensgefährlich geschädigt werden. Fehl- oder Totgeburt können die Folge sein.
Verwechslungsgefahr: Scharlach

Röteln:

Krankheit: Kurzer fieberhafter Infekt mit Erkältungssymptomen vor Beginn des Ausschlags, Schwellung von Lymphknoten und Milz.
Ausschlag: Hellrote kleinere Flecken, diskreter Ausschlag, beginnt meist am Kopf, auch hinter den Ohren und breitet sich von dort nach unten über den Körper aus. Oft geht es dem Kind relativ gut dabei.
Ursache: Rubivirus
Therapie: Es gibt eine Impfung. Fiebersenkende Medikamente, viel trinken, Ruhe, unbedingt Vorstellung beim Arzt! Für Babys und Neugeborene ist die Infektion besonders gefährlich. Ebenfalls wenn Kontakt mit Schwangeren bestand. Auch hier kann es zu ernsthaften Komplikationen kommen, wie einer Enzephalitis oder Gelenkentzündung.
Verwechslungsgefahr: Masern, Ringelröteln
Besonderheiten: Lymphknotenschwellung, meldepflichtig, Komplikationen

Scharlach:

Krankheit: Zu Beginn der Erkrankung können Übelkeit, Erbrechen, Schüttelfrost, hohes Fieber und besonders Schluck- und Halsschmerzen auftreten. Die Rachenmandeln sind gerötet und meist mit gelb-weißlichen Pünktchen, sogenannten Stippchen, belegt. Der weißliche Zungenbelag verändert sich und hinterlässt eine typisch himbeerartig aussehende rote Zunge.
Ausschlag: Kleinfleckig, feine, erhabene Flecken, die rau sind und sich wie Pickel anfühlen. Beginnt in der Leiste, die Haut um den Mund herum ist blass, die Wangen gerötet.
Ursache: Streptokokken (Bakterien) der Gruppe A (Streptococcus pyogenes)
Therapie: Keine Impfung möglich! Behandlung oft mit Antibiotikum, fiebersenkende Medikamente, viel trinken, Ruhe.

Verwechslungsgefahr: Dreitagefieber
Besonderheiten: Himbeerzunge, in manchen Bundesländern meldepflichtig, Übertragung von Mensch zu Mensch und über Gegenstände, Komplikation: Rheumatisches Fieber (heute selten)

Windpocken:

Krankheit: Erst leichtes Fieber und Erkältungssymptome, dann Ausschlag plus teils hohes Fieber bis 39 °C.
Ausschlag: Gleichzeitig am ganzen Körper, verschieden große Punkte und flüssigkeitsgefüllte Blasen (Pusteln), teilweise auch Krusten. Beginn am Körperstamm (Brustkorb und Rücken), dann auch Gesicht, ebenso können Schleimhäute befallen sein. Starker Juckreiz.
Ursache: Varizella-Zoster (Virus)
Therapie: Es gibt eine Impfung. Fiebersenkende Medikamente, viel trinken, Ruhe, der Arzt kann Juckreiz lindernde Lotionen verschreiben.
Besonderheit: Gürtelrose als Langzeitfolge (Reaktivierung des Virus), hochansteckend, meldepflichtig, Ansteckungsgefahr endet erst, wenn alle Bläschen verkrustet sind! Achtung Schwangere!

Hand-Fuß-Mund-Krankheit:

Krankheit: Mehr als 80 Prozent der Menschen, die sich mit dem Virus angesteckt haben, zeigen keine Krankheitszeichen, können das Virus aber trotzdem weitergeben. Erste Krankheitszeichen sind üblicherweise Fieber und Halsweh. Ein bis zwei Tage danach kommt erst der Ausschlag.
Ausschlag: Rote Flecken und kleine, flüssigkeitsgefüllte Bläschen, insbesondere an den Hand- und Fußinnenflächen sowie Wunden im Mund. Hautschuppung und Ablösung der Haut auch nach mehreren Tagen bis Wochen möglich. Sehr schmerzhaft.
Ursache: Enteroviren der Gruppe A, insb. Coxsackie A
Therapie: Keine Impfung möglich! Fiebersenkende Medikamente, viel Trinken, Ruhe, der Arzt kann Juckreiz lindernde Lotionen verschreiben.
Besonderheiten: Hochansteckend! Ansteckungsgefahr endet erst, wenn alle Bläschen verkrustet sind!
Verwechslungsgefahr: Windpocken

Und zu allem Überfluss gibt es noch ein sogenanntes **unspezifisches Virusexanthem**. Kinder können bei vielerlei Kinderkrankheiten und Infekten plötzlich einen Ausschlag bilden. Dieser sieht so ähnlich aus wie der Ausschlag des Dreitagefiebers und ist eine Reaktion des Körpers darauf, dass sein größtes Immunorgan – die Haut – auch beansprucht wird. Ein allergischer Ausschlag, zum Beispiel auf ein neues Waschmittel, Waschpulver oder Weichspüler (etwa im Urlaub), kann ebenso zu einem unspezifischen Ganzkörperausschlag mit Juckreiz führen. Auch wenn die oben beschriebenen Verläufe und Hautausschläge typisch sind, sei dir immer bewusst, dass es auch andere, sogenannte atypische Verläufe geben kann!

 Merke:
- Hautausschlag plus Juckreiz → denke auch an eine Allergie
- Hautausschlag plus Fieber → Arzt

7.15 Hausmittel und Medikamente

Bereits auf den vorigen Seiten habe ich gelegentlich auf Hausmittel hingewiesen. Diese helfen vor allem bei den ganz „normalen" Erkältungskrankheiten sowie Magen-Darm-Infekten. Gerade bei leichteren Erkrankungen haben unsere Großeltern diese nicht umsonst genutzt.

Fieber: Bei steigendem Fieber zweilagige Tücher mit lauwarmem Wasser (nicht zu kalt) als **Wadenwickel** anlegen. Ich empfehle, die Wickel nicht mit Essig zu machen, sondern nur mit Wasser. Die Wadenwickel sollen die Körpertemperatur senken. Achte immer darauf, wie es deinem Kind dabei geht. Friert dein Kind, solltest du keine Wickel anwenden.

Magen-Darm-Infekte: Ein Rezept für die **Moro-Suppe** findest du auf Seite 50. Es geht hierbei um die Zucker, die aus den ausgekochten Karotten gelöst werden. Sie lassen den Magen-Darm-Infekt schneller abklingen.

Husten und Erkrankungen der Nebenhöhlen: Hier hilft das **Inhalieren** mit selbst hergestellter Kochsalzlösung. Gib dazu einfach neun Gramm Salz in ein Liter heißes Wasser und lass das Kind den Dampf einatmen. Achtung: Dies ist nur möglich, wenn das Kind das Prinzip des Inhalierens schon verstanden hat, ohne sich zu verbrühen. Ansonsten kannst du auch feuchte Tücher im Wohnraum aufhängen oder Wasserschüsseln mit diesem Gemisch außerhalb der Reichweite des Kindes oder auf der Heizung aufstellen und so die Luftfeuchtigkeit erhöhen.

Ohrenschmerzen: Die Zwiebel ist als altbewährtes Hausmittel aufgrund ihrer Inhaltsstoffe bekannt. Du kannst ein **Zwiebelsäckchen** herstellen, indem du aufgeschnittene Zwiebelstücke erwärmst und in eine alte Socke oder einen Baumwollbeutel gibst. Dieses Zwiebelsäckchen legst du auf das Ohr deines Kindes. Du kannst ein Zwiebelsäckchen auch einfach im Raum aufhängen oder neben dem Bett deines Kindes platzieren. Die schleimlösenden Stoffe in der Zwiebel (Allicin) können zum Verflüssigen des Schleimes beitragen und die Erkältungskrankheit lindern.

Husten: Er kann mit einem **Zwiebel-Hustensaft** gelindert werden: Dazu eine Zwiebel mit Honig aufkochen, über Nacht ziehen lassen, am nächsten Tag durch ein Sieb gießen und teelöffelweise über den Tag verteilt verabreichen. Achtung: Erst für Kinder ab 12 Monaten wegen der Gefahr des Säuglingsbotulismus aufgrund des Honigs.

Ein weiteres bewährtes Mittel gegen trockenen Husten sind **warme Brustwickel**. Verwende dabei wegen der Allergiegefahr keine ätherischen Öle! Die Wickel können mit erwärmtem Quark oder speziellen Wachsplatten aus der Apotheke angelegt werden. Achte auch hierbei immer auf das Risiko von Verbrühungen oder Verbrennungen.

Medikamentengabe bei Kindern

Wenn Kinder Medikamente bekommen, gibt es einige Besonderheiten zu beachten: Die Dosierung von Medikamenten für Kinder basiert auf ihrem Gewicht und Alter. Es ist wichtig, die richtige Dosierung gemäß den Anweisungen des Arztes oder der Packungsbeilage zu verwenden, um keine Überdosierung, Vergiftung oder Nebenwirkungen auszulösen. Alle Medikamente, die dein Kind erhält, sollten für sein Alter, sein Körpergewicht und seine Körpergröße zugelassen sein. Viele Kinderärzte bieten deshalb an, dein Kind vor oder nach der Sprechstunde zu wiegen, da dies zum Beispiel bei Babys genauso wie das Messen der Körpergröße nicht so einfach ist. Wenn du während des Arztgesprächs oder bei der Lektüre des Beipackzettels der Medikamente etwas nicht verstehst, zögere nicht nachzufragen!

Macht dir bewusst, dass ein Arzt einem Baby ein Medikament nicht leichtfertig verschreibt. Oft geht es nicht anders, etwa wenn es um Antibiotika zur Behandlung von Infektionskrankheiten geht. Manchmal braucht es einige Tricks, um Kindern Medikamente zu verabreichen.

Antibiotikasaft

Kinder können Schwierigkeiten haben, Tabletten oder Kapseln zu schlucken. In solchen Fällen sind flüssige Formen, Kautabletten oder Zäpfchen die bessere Lösung. Viele Medikamente für Kinder werden mit Geschmacksstoffen versehen, um sie schmackhafter zu machen. Trotzdem braucht es manchmal noch ein paar zusätzliche Tricks: Antibiotikasaft lässt sich zum Beispiel in einer Spritze mit Sirup mischen, sodass dein Kind keinen „ekligen" Geschmack bemerkt. Hierfür empfehle ich Johannisbeer-, Himbeer- oder Erdbeersirup. Das Mischen mit Orangensaft, Apfelsaft oder anderen Fruchtsäften eignet sich hingegen nicht, da sie Auswirkungen auf die Medikamenteneinnahme haben können. Ein weiterer Vorteil: Wenn du deinem Kind das Medikament in einer Spritze oder einem kleinen Becher gibst, kannst du es direkt in die Backentasche hineingeben, sodass es schnell geschluckt und unten ist.

Zäpfchen

Zäpfchen gibt man entgegen der landläufigen Meinung nicht mit der Spitze, sondern mit der stumpfen Seite zuerst. Dies liegt an der Formung des Enddarms. Bevor du das Zäpfchen verabreichst, solltest du dein Kind mit Worten darauf vorbereiten, Druck und Gewalt sind absolut fehl am Platz. Sonst können dabei Verletzungen entstehen. Am besten wärmst Du das Zäpfchen kurz in deiner Hand vor und rundest die Ecken ein wenig ab. Beim Hinzufügen von Creme muss dir bewusst sein, dass dies die Wirkung beeinflussen kann.

Augentropfen

Bei einer bakteriellen oder viralen Augenentzündung braucht es manchmal Augentropfen. Es ist leider meist schwierig, diese Babys und kleinen Kindern zu geben. Noch dazu können diese Augentropfen brennen und selbst Erwachsene finden das nicht angenehm. Ein Trick ist, die Augentropfen direkt in den Augeninnenwinkel zu geben.

Expertentipp

Tropfe das Medikament bei geschlossenen Augen in den Augeninnenwinkel hinein. Sobald das Kind beim nächsten Augenaufschlag das Auge wieder öffnet, fließt dieser Tropfen automatisch in das Auge hinein. Viele empfinden die Tropfen als angenehmer, wenn sie gekühlt sind. Beachte dazu die Packungsbeilage.

Nasenspray

Um einem Kind Nasenspray zu geben, bedarf es einiger Überzeugungskraft, für kleine Kinder sind deshalb Nasentropfen zu empfehlen. Diese kannst du auch im Liegen in die Nase träufeln und dein Kind anschließend etwas trinken lassen, sodass es die Tropfen nur durch die Nase hochziehen muss, um atmen zu können. Einen Nasensauger empfehle ich aufgrund der Verletzungsgefahr generell nicht (siehe Seite 143).

Um Kinder zu motivieren, Medikamente einzunehmen, sind der Fantasie fast keine Grenzen gesetzt. Ich halte es für berechtigt und sinnvoll, hier kindgerecht zu agieren und durchaus mal eine Belohnung anzubieten. Vielleicht bekommt dein Kind nach dem Antibiotikum ein Eis oder ein Gummibärchen? Einige Medikamentenhersteller markieren ihre Produkte mit kleinen, grimmig aussehenden Bakterien, die nach und nach abgebaut werden. So soll das Kind optisch am Genesungsprozess teilnehmen und einen Sinn in der Medikation erkennen können. Vielleicht hast du ein paar ähnliche Ideen – aus meiner Sicht gilt in diesem Fall ausnahmsweise: Der Zweck heiligt die Mittel.

Verbandskasten/Haus- und Reiseapotheke

Zu einer optimalen Erstversorgung gehört neben deiner Ruhe und Kraft sowie dem Wissen aus diesem Buch natürlich auch eine gut bestückte Hausapotheke und ein Verbandskasten. Beide sollten bestimmte Dinge unbedingt enthalten und du solltest regelmäßig überprüfen, ob diese noch haltbar sind. Zusätzlich müsst ihr alle Medikamente im Haus haben, die dein Kind regelmäßig braucht. Es empfiehlt sich außerdem, immer ein bis zwei verschiedene Fiebermedikamente vorrätig zu haben, meistens sind diese gleichzeitig Schmerzmittel für kleine Kinder (siehe auch Thema Fieber Seite 121). Auch bei einer Wunde oder einer anderen Verletzung kann es nötig sein, dass du deinem Kind einen Fiebersaft als Schmerzmittel gibst. In den Verbandskasten gehören unbedingt Materialien für einen Erstverband oder eine Blutstillung.

Inhalt einer Hausapotheke:
- Haut- und Schleimhautdesinfektionsmittel
- Pflaster
- Wundschnellverband
- Verbandspäckchen (Mullbinde mit größerer, saugfähiger Wundauflage für stark blutende Wunden)
- Mullbinden/elastische Binden
- Verbandschere
- Pinzette/Zeckenzange
- Zahnrettungsbox
- Fieberthermometer
- Rettungsfolie
- Fiebermedikamente (Ibuprofen oder Paracetamol)
- Kochsalzampullen (als Augentropfen oder zur Wundspülung geeignet)
- Abschwellende Nasentropfen
- Wundcreme (Dexpanthenol)
- Jodcreme (ab einem Jahr und nur, wenn keine Allergie)
- Zinksalbe

Bei Hustensaft oder einem Hustenstiller ist immer die Rücksprache mit einem Kinderarzt erforderlich. Es gibt keinen Nachweis dafür, dass ein hustenlösender Saft wirklich eine über den Placeboeffekt hinaus gehende Wirkung hat. Anders verhält es sich mit Hustenstillern: Diese können sinnvoll sein, aber nur bei bestimmten Arten von Husten, zum Beispiel bei nächtlichem, trockenem Reizhusten. Dies kann und soll aber nur ein Arzt beurteilen. Wenn es auf Reisen geht, solltest du die Hausapotheke um folgende Medikamente erweitern:
- Durchfallmedikamente wie Elektrolytlösung
- Sonnenschutz
- Mückenschutz

- After-Sun
- Mückengel nach Stich

Ich nehme auf Reisen immer ein kleines Verbandstäschchen mit, das auch Blasenpflaster enthält. Wenn ihr eine längere Reise unternehmt, achte bitte auf Haltbarkeit, Stück- oder Tablettenanzahl, wenn dein Kind etwas Spezielles braucht. Bei Verbandsmaterialien gilt das Ablaufdatum als Nachweis, dass das Material noch keimfrei, also steril verpackt ist. Im Notfall kann man es aber nach Ablaufdatum trotzdem für die erste Blutstillung verwenden. Aufgrund mehrmaliger Pseudokrupp-Anfälle verreist meine Familie nicht mehr ohne Cortison-Notfallzäpfchen. Wenn dein Kind schon mal einen Fieberkrampf hatte, könnte auch ein krampflösendes Zäpfchen in deine Reiseapotheke gehören. Natürlich spielen hier auch das Reiseziel und die Dauer der Reise eine Rolle. Im Dschungel oder auf dem Schiff sind nicht dieselben Voraussetzungen zu finden wie bei einem Städtetrip. Wichtig ist: Kümmere dich vor einer Reise rechtzeitig um die reisemedizinische Beratung, Rezepte und den Einkauf in der Apotheke.

Expertentipp

Meine Haus- und Reiseapotheke befindet sich übrigens immer in einer kleinen Kühltasche, damit Temperaturschwankungen die Medikamente nicht unbrauchbar machen oder die Zäpfchen schmelzen lassen.

Zusammengefasst

- Kinderkrankheiten sind unvermeidbare Begleiter in den ersten Lebensjahren deines Kindes, sie werden sicher kommen – also sei vorbereitet.

- Nutze dieses Kapitel als Nachschlagewerk im Krankheitsfall, damit du weißt, was zu tun ist, und auch, welche möglichen Komplikationen auftreten können.
- Die Medikamentengabe bei Kindern ist schwierig und funktioniert manchmal nur mit Überredung und Belohnungen. In diesem Fall ist dies ausnahmsweise sinnvoll!

8. Entwicklung begleiten – Krankheiten vorbeugen

Das Thema Kindersicherheit umfasst für mich auch die Entwicklung eines Kindes und dass es sich altersentsprechend in Freiheit und Unversehrtheit entfalten kann. Im Folgenden möchte ich deshalb einige Aspekte ansprechen, die nicht den Schutz vor Gefahren im engeren Sinne betreffen, aber die Gesundheit deines Kindes genauso beeinträchtigen können. Das gilt insbesondere dann, wenn dein Kind älter wird und weitere Gefahrensituationen von außen hinzukommen.

8.1 Kindliche Entwicklung und U-Untersuchungen

Bereits in der Schwangerschaft beginnen Arzt oder Hebamme damit, die Gesundheit des Kindes im Mutterleib regelmäßig zu überwachen. Die dann folgenden U-Untersuchungen sind eingeführt worden, um insbesondere Säuglinge und kleine Kinder in regelmäßigem Abstand zu beobachten und gegebenenfalls frühzeitig handeln zu können, sollten sie sich nicht gesund entwickeln. Die Untersuchungen sind kostenfrei und werden von der Krankenkasse bezahlt, sofern sie im Rahmen der vorgegebenen Frist angetreten werden. Dies ist sinnvoll, damit wirklich eine Regelmäßigkeit in der Kontrolle gewährleistet ist. Der Kinderarztbesuch (und später auch der Zahnarztbesuch) dient außerdem als routinemäßiges Training für dein Kind: Bei einem Notfall ist es nämlich schon genug verunsichert, verängstigt oder sogar in Panik. Dann ist es besser und stressfreier, wenn es gewohnt ist, mit dir zum Arzt zu gehen, und ihm die Umgebung und das Personal vertraut sind.

Bei jeder U-Untersuchung werden verschiedene Fähigkeiten und körperliche Entwicklungsschritte beobachtet, auch beim Zahnarzt wird das Gebiss auf seinen Status und die Vollständigkeit hin untersucht. Natürlich braucht ihr keine Angst vor diesen Untersuchungen zu haben. Es ist keine „Prüfung" für dich oder dein Kind. Du kannst im Internet auch detailliert nachlesen, was genau euch bei den einzelnen Terminen erwartet.

U-Untersuchungen dienen der Früherkennung, der Gesundheit und dem Schutz deines Kindes

U-Untersuchungen	Wann?	Was wird untersucht?
U1	Unmittelbar nach der Geburt	Neugeborenentests, Check auf lebensbedrohliche Komplikationen und sofort behandlungsbedürftige Erkrankungen und Fehlbildungen, Schwangerschafts-, Geburts- und Familienanamnese, Kontrolle von Atmung, Herzschlag, Hautfarbe, Reifezeichen
Erweiterte Neugeborenenuntersuchung	2. bis 3. Lebenstag	Früherkennung von angeborenen Stoffwechseldefekten und endokrinen Störungen (zum Beispiel auch Mukoviszidose), Neugeboren-Hörscreening zur Erkennung beidseitiger Hörstörungen ab einem Hörverlust von 35 Dezibel
U2	3. bis 10. Lebenstag	Erkennen von angeborenen Erkrankungen, eingehende Untersuchung von Organen, Sinnesorganen und Reflexen
U3	4. bis 5. Lebenswoche	Untersuchung der Organe, des Trink-, Verdauungs- und Schlafverhaltens, Hüftscreening (Hüftgelenksdysplasie und -luxation), der altersgemäßen Entwicklung der Reflexe, der Motorik, des Gewichts und der Reaktionen, Impfaufklärung
U4	3. bis 4. Lebensmonat	Untersuchung der Organe, Sinnesorgane, Geschlechtsorgane und der Haut, Untersuchung von Wachstum, Motorik und Nervensystem, altersgerechte Entwicklung und Beweglichkeit, Fontanellen-Check
U5	6. bis 7. Lebensmonat	Untersuchung der altersgerechten Entwicklung und Beweglichkeit, der Organe, Sinnesorgane, Geschlechtsorgane und der Haut, Untersuchung von Wachstum, Motorik und Nervensystem
U6	Erster Geburtstag: 10. bis 12. Lebensmonat	Altersgerechte Entwicklung und Fähigkeiten, Schutzimpfung, allgemeine Beratung und Checks

U7	Zweiter Geburtstag: 21. bis 24. Lebensmonat	Untersuchung der altersgerechten Entwicklung, auch Sozialverhalten, Hörverstehen, Sprachentwicklung (2-Wort-Sätze)
U7a	Dritter Geburtstag: 34. bis 36. Lebensmonat	Schwerpunkt auf altersgerechte Sprachentwicklung, frühzeitige Erkennung von Sehstörungen, allgemeine Beratung (Unfallverhütung, Medien), Zahn- und Kieferuntersuchung
U8	Vierter Geburtstag: 46. bis 48. Lebensmonat	Intensive Prüfung der Entwicklung von Sprache, Aussprache und Sozialverhalten, Selbstständigkeit, Untersuchung von Beweglichkeit und Koordinationsfähigkeit, Reflexen, Muskelkraft und Zahnstatus
U9	Fünfter Geburtstag: 60–64 Monate	letzte U vor dem Schuleintritt! Allgemeine Entwicklungs- und Sozialuntersuchung, Fokus vor allem auf die Sprachentwicklung

Die U-Untersuchungen sind aus meiner Sicht eine echte Elternpflicht! Ich halte sie für immens wichtig, da bei diesen Gelegenheiten eine Fachkraft die Gesamtheit von Körper, Geist, Entwicklung und Psyche beurteilen kann und muss. Meistens ist auch der Blick von außen auf das Kind ein ganz anderer als der der Eltern oder anderer Betreuungspersonen, die das Kind jeden Tag sehen.

Um sich zu informieren oder bei Interesse kann man als Eltern natürlich in Fachbüchern zur kindlichen Entwicklung schmökern (der Klassiker ist *Babyjahre* von Remo Largo), jedoch besteht dabei die Gefahr, verunsichert zu werden, wenn das eigene Kind etwas noch nicht kann bzw. das Gelesene für den Laien schwer einzuordnen ist. Lass dir gesagt sein, dass kindliche Entwicklung individuell ist und nicht geradlinig verläuft. Deshalb ist eine offene Kommunikation mit deinem Kinderarzt gut und wichtig. Vertrau auf dein Bauchgefühl, wenn du Sorgen bezüglich der Entwicklung deines Kindes hast, und frage bei Fachleuten nach! Auch in vielen Kindertagesstätten und Betreuungseinrichtungen gibt es Möglichkeiten und Angebote, insbesondere wenn es in Richtung Vorschule geht, die ich immer empfehle wahrzunehmen. Es geht dabei auch um die Schulfähigkeit und die Frage, ob das Kind noch Unterstützung in dem ein oder anderen Feld braucht. Entscheidend ist hierbei: Egal, was bei einer dieser Untersuchungen rauskommt, besprich es offen mit allen Beteiligten, vor allem auch mit deinem Kind. Erkläre ihm immer, soviel du kannst. Wenn es zum Beispiel zur Logopädie, Ergotherapie oder Physiotherapie soll oder eine Brille/Augenklappe, Orthese oder Hörgeräte nötig sind, dann ist es leichter für das Kind, wenn es weiß, was, wann und warum etwas geschieht. Es gibt mittlerweile wunderbare Bücher und unterstützende Maßnahmen (Kalender, Belohnungssysteme, Gruppen), die der Kooperation und dem Spaß dienen. Lass dich dahingehend auch von anderen Eltern, Ärzten oder Communities beraten. Und sei gewiss: Du bist nicht allein – ihr seid nicht allein.

8.2 Impfen

Im Zusammenhang mit den Hautausschlägen habe ich erwähnt, dass einige Krankheiten sehr gut erforscht sind und es deshalb möglich ist, präventiv gegen sie zu impfen. Zu den Impfungen gibt es Empfehlungen der Weltgesundheitsorganisation (WHO) sowie in Deutschland der Ständigen Impfkommission (STIKO), außerdem Informationen des Robert Koch Instituts (RKI). Durch Impfungen konnten Kinderkrankheiten wie Kinderlähmung, Pocken, aber auch Masern weltweit fast vollständig ausgerottet werden. Manche Infektionskrankheiten wie Wundstarrkrampf (Tetanus) verlaufen auch heute noch schwerwiegend und oft tödlich. Außerdem gibt es weiterhin Fallberichte von Masernausbrüchen mit im Verlauf tödlicher Gehirnentzündung oder bleibenden Hirnschäden und Behinderungen. Der empfohlene Impfschutz gehört meiner Meinung nach deshalb zum Thema Kindersicherheit dazu. Ob du zusätzlich zu den ausdrücklich angeratenen Impfungen weitere bzw. Reiseimpfungen machen lässt, kannst du mit einem Kinderarzt besprechen oder dich von einem Reisemediziner oder den oben genannten Einrichtungen beraten lassen.

8.3 Kinderrechte

So banal dieser Satz klingen mag: Kinder sind Menschen. Sie haben eigene Rechte und sollten nicht den Gesetzen der Erwachsenen bedingungslos ausgeliefert sein. Wir Erwachsenen sollten uns diese Rechte bewusst machen und sicherstellen, dass sie gelebt und respektiert werden – von uns selbst und anderen. Die Rechte von Kindern sind als UN-Kinderrechtskonvention von den Vereinten Nationen verabschiedet und von den meisten Ländern der Welt anerkannt worden. Sie sollen garantieren, dass Kinder gesund, sicher und glücklich aufwachsen können. Formuliert sind grundlegende Rechte, die jedem Kind unabhängig von seiner Herkunft, seinem Geschlecht, seiner Religion oder seiner Staatsangehörigkeit zustehen und die ganz unterschiedliche Lebensbereiche betreffen. Die wichtigsten sind:

1. *Kinder sollen ohne Diskriminierung behandelt werden und die gleichen Rechte wie alle anderen haben.*
2. *Bei allen Entscheidungen, die Kinder betreffen, soll das Wohl (körperlich, geistig, seelisch) und die Interessen/Meinungen des Kindes vorrangig berücksichtigt werden. Kinder sollen in Sicherheit aufwachsen mit Schutz vor Gewalt, Missbrauch, Vernachlässigung und Ausbeutung. Sie haben das Recht auf Freizeit, Spiel und kulturelle Teilhabe.*
3. *Kinder haben das Recht zu leben, zu überleben und sich zu entwickeln, um ihr volles Potenzial zu entfalten. Jedes Kind soll dabei das Recht haben auf Bildung, Entwicklung, Gesundheit: medizinische Versorgung, gesunde Ernährung und eine sichere Umgebung ohne Gewalt, um gesund aufzuwachsen zu können.*
4. *Kinder haben das Recht, gehört zu werden und an Entscheidungen teilzunehmen, die sie betreffen, entsprechend ihrem Alter und ihrer Reife.*[*]

Die Aufgabe und Verantwortung von uns Erwachsenen ist es, die Kinderrechte durch einen liebenden, respektierenden und gewaltfreien Umgang zu schützen und umzusetzen, insbesondere dann, wenn Kinder dies noch nicht selbst tun können. Jedes Kind soll sein volles Potenzial in Sicherheit und Gesundheit entwickeln können. Dir und deinem Kind sollte klar sein,

---

[*] (Quelle: https://www.unicef.de/_cae/resource/blob/194402/3828b8c72fa81291712 90d21f3de9c37/d0006-kinderkonvention-neu-data.pdf)

dass auch deinem Verhalten Grenzen gesetzt sind. Insbesondere das Recht auf Selbstbestimmung und Intimsphäre ist heute durch die sozialen Medien und das Posten von Kinderfotos und das Preisgeben persönlicher Details gefährdet. Wenn du dies tust, verletzt du die Selbstbestimmung und das Recht auf Privatsphäre deines Kindes. In den USA gibt es bereits Fälle, bei denen Kinder ihre eigenen Eltern verklagt haben, da diese ungefragt Bilder von ihnen veröffentlicht haben. So weit sollte es nicht kommen, auch aus Gründen der Sicherheit. Denn wenn sehr private Einblicke gewährt werden, kann das dem betreffenden Kind nicht nur sehr peinlich sein, es ermöglicht Fremden auch, dein Kind auszuspionieren. Zudem gilt der Satz: Das Internet vergisst nicht. Mach dir bewusst, dass deinem Kind, wenn es ein Teenager ist, vielleicht nicht gefällt, was du heute online stellst. Und womöglich werden ihm die Informationen sogar beim Einstieg ins Berufsleben von Nachteil sein.

8.4 Kinderschutz

Laut Berichten des Bundesministeriums für Familie, Senioren, Frauen und Jugend wurden im Jahr 2019 in Deutschland rund 23.100 Fälle von Kindesmisshandlung und Vernachlässigung gemeldet. Die Dunkelziffer ist sicherlich weitaus höher. Darunter sind auch 4000 Fälle von schweren Misshandlungen und circa 16.000 Fälle von sexuellem Missbrauch. Untersuchungen aus den USA zeigen, dass 90 Prozent der misshandelten Kinder jünger als fünf Jahre alt sind und 40 Prozent der Misshandlungen Kinder im ersten Lebensjahr betreffen. Diese traurigen Vorkommnisse passieren übrigens in jedem Land und in jeder Gesellschaftsschicht gleichermaßen. Man unterscheidet dabei meist vier Formen:

- Körperliche Gewalt: physische, körperliche Verletzungen
- Sexuelle Gewalt: alles von Grenzüberschreitungen, unsittlichen Berührungen, Geschlechtsverkehr bis hin zu Aktivitäten ohne körperlichen Kontakt, wie zum Beispiel das Anfertigen von Nacktbildern oder das Zeigen von pornografischem Material
- Psychische Gewalt: verbale Misshandlung, Drohungen, gewaltvolle Kommunikation, Demütigungen, Diskriminierung, Abwertung oder Zurückweisung

- Vernachlässigung in Form von fehlender äußerer Pflege, mangelnder Zahnpflege, Desinteresse an Gemeinschaftsveranstaltungen, auffälliger Kleidung (verschmutzt, kaputt, nicht alters- oder witterungsgerecht), unregelmäßiger oder kein Besuch einer Kindertagesstätte

Gerade bei Vernachlässigung oder psychischer Gewalt sind die Hinweise subtil und versteckt und kommen manchmal erst spät zum Vorschein. Körperliche Misshandlung hingegen ist am leichtesten von außen sicht- und erkennbar. In der Notaufnahme oder in Kindertagesstätten begegnen uns immer wieder typische Verletzungsmuster und Auffälligkeiten, bei denen wir aufmerksam werden:

- Untypische Verletzungsstellen (normalweise stürzt ein Kind auf hervorstehende Körperstellen wie Kinn, Stirn, Nase, Knie, Handflächen, Ellenbogen, Schienbein, aber nicht auf Augenhöhle, Ohrmuscheln, Flanken, Oberschenkel oder Bauch);
- viele Verletzungen an verschiedenen Körperstellen, die unterschiedlich alt sind;
- Würgemale am Hals, Einblutungen an den Augen;
- Bisswunden (größer 2,5 cm = Erwachsener, kleiner 2,5 cm = Kind);
- Abdrücke von Gegenständen (Doppelstriemen-Schlag mit dem Gürtel oder länglichen Schlagwerkzeugen/Stock, Abdrücke von Händen/Fingern bei Ohrfeige);
- Verbrennungen: Typische kreisrunde Zigarettenverbrennungen können ein Hinweis auf eine Misshandlung sein, da Kinder nicht mit dem Handrücken in eine Zigarette greifen würden.
- Verbrennungen an untypischen Stellen, beispielsweise am Po, denn ein Kind kann sich nicht selbst auf den Herd gesetzt haben;
- auffällige Verbrühungen, die durch das erzwungene Eintauchen in heißes Wasser entstanden sein können.
- Erklärungsnot: Die Eltern geben immer wieder wechselnde oder widersprüchliche Versionen an.
- Ein weiterer Hinweis kann sein, dass ärztliche Hilfe erst verzögert in Anspruch genommen wird.

Was tun beim Verdacht auf Kindesmisshandlung?

- Wenn du etwas siehst oder mitbekommst, solltest du eingreifen! Das Kind braucht deine Hilfe, du bist vielleicht die einzige Person, der etwas aufgefallen ist. Auch Erzieherinnen und Erzieher sowie sozialpädagogische Fachkräfte sind dazu verpflichtet, beim Verdacht auf Misshandlung oder Vernachlässigung aktiv zu werden (§ 8a SGB VIII).
- Wenn ein Kind dir gegenüber häusliche Gewalt oder Missbrauch erwähnt, sei der sichere Hafen. Lass das Kind frei sprechen, ohne es zu bedrängen. Bitte „ermittele" dann aber nicht selbst, sondern schalte Fachleute ein (Beratungsstellen, Jugendämter, Jugendbeauftragte, Kinderschutzambulanz und/oder Polizei, notfalls auch anonym möglich).
- Ganz wichtig ist auch: Bleib weiterhin offen für andere Erklärungen. Der Verdacht auf Gewalt ist nur eine Möglichkeit.

Kindeswohlgefährdung ist für Laien nicht einfach zu erkennen. Das verunsichert, denn man möchte einerseits helfen, andererseits nicht durch falsche Beschuldigungen jemanden in Schwierigkeiten bringen oder gar verleumden. Wenn du dir nicht sicher bist, ob dein Verdacht begründet ist, ziehe zunächst eine Familienberatungsstelle zurate. Protokolliere bei einem Verdacht die Vorfälle, Situationen und Beobachtungen mit Datum und Zeit. So minimierst du Spekulationen. Die Experten können dann die Situation bewerten und dir auch Anleitungen für den weitere Ablauf geben. Konkrete Verdachtsfälle auf Kindeswohlgefährdung sollten beim zuständigen Jugendamt gemeldet werden. Dieses hat gemäß § 8a 8. Sozialgesetzbuch (SGB VIII) einen Schutzauftrag. Die Meldung geht wie gesagt auch anonym, wenn du offen Auskunft gibst, solltest du auf Rückfragen vorbereitet sein.

Kinder stark machen

Erwachsene sollten über die Themen Sicherheit und Missbrauch auch mit den Kindern sprechen, um sie mit Grenzen vertraut zu machen und sie vor Übergriffen zu schützen.

1. **Kommunikation**: Es ist wichtig, Kinder über angemessene und unangemessene Berührungen sowie über die Bedeutung der eigenen Grenzen und persönlicher Integrität aufzuklären. Dabei ist eine offene

Kommunikation zwischen Eltern und Kindern nötig. Sie ist die Basis dafür, dass sich die Kinder sicher fühlen, über ihre Erfahrungen sprechen und sich Hilfe holen. Der offene Umgang hilft außerdem, die Themen zu enttabuisieren, und gibt Kindern das Vertrauen, dass sie sich mit all ihren Belangen an dich wenden können. Befürchtet ein Kind Bestrafung und lernt keine wertfreie Kommunikation kennen, bleibt vieles ungesagt und im Verborgenen. Außerdem gilt: Auch Kommunikation kann eine Form von Gewalt sein. Wenn du dir wünschst, dass deine Kinder ohne seelische Verletzungen aufwachsen, lohnt sich eine Beschäftigung mit der Qualität der Umgangsformen in der Familie. Auch für die Kommunikation mit Fremden sollte es klare Sicherheitsregeln gebe, etwa für das Teilen persönlicher Informationen (Name, Adresse) oder bestimmte Situationen, in denen Kinder angesprochen werden (Fremder am Zaun sagt: „Deine Mama schickt mich"). Es gibt mittlerweile eine Vielzahl toller Bücher und Kurzfilme, die das Thema auch verständlich und kindgerecht aufbereiten.

2. **Warnzeichen**: Bleib sensibel für Verhaltensänderungen bei Kindern. Dazu gehören zum Beispiel Angst, Rückzug, plötzliche Wutausbrüche, Schlafstörungen, unerklärliche Verletzungen, wiederkehrendes Einnässen/Einkoten oder Panik vor bestimmten Personen oder Orten. Vertraue auch hier auf dein Bauchgefühl. Wenn du den Eindruck hast, dass Kinder in Gefahr sein könnten, etwas nicht stimmt oder sich grundlegend verändert hat, dann besprich dies mit dem Kind, deinem Partner, Kollegen oder dem Kinderarzt. (Achte auch auf die oben beschriebenen typischen Verletzungsmuster.)

3. **Grenzen**: Auch wenn es vielleicht manche nicht gern hören wollen: „Nein!" ist der wichtigste Satz überhaupt. Es ist der Satz, den dein Kind unbedingt lernen sollte! Kinder sollten ermutigt werden, Nein zu sagen und ihre Grenzen aufzuzeigen. Sie dürfen und müssen sich äußern, wenn Erwachsene sie bedrängen und belästigen oder wenn sie sich bei etwas unwohl fühlen. Dafür müssen sie lernen, dass sie das Recht haben, für sich, ihre Gefühle, ihren Körper und somit ihre Sicherheit einzutreten. Nur wenn man dieses „Nein" schult und auch akzeptiert, ist es im Notfall ein Schutzschild. Kinder zu einem „Küsschen für die Tante" oder zum „Kuscheln mit Opa" zu nötigen oder gar zu zwingen,

ist nicht förderlich für die Selbstbestimmung und Selbstwahrnehmung eines Kindes! Zum Glück ist dies heutzutage schon den meisten Erwachsenen bekannt.

Eltern können durch Kommunikation und ein stärkendes Umfeld viel dazu beitragen, ihre Kinder vor möglichem Missbrauch und Gefahren zu schützen. Zusätzlich gehört es dazu, sich innerhalb der Familie mit folgenden Themen zu beschäftigen, hier also Aufklärungsarbeit zu leisten:

- Sexualität/eigener Körper
- Fremde Personen
- Umgang mit Notsituationen
- Medien/Cybersicherheit
- Umgang mit Mobbing/Hass/starken Gefühlen

Genauso wie du dein Kind mit den Regeln im Straßenverkehr bekannt machst, solltest du es bei diesen Themen nicht allein lassen! Nutze die vielfältige Literatur (siehe Anhang), Kinderbücher oder die Angebote eures Kindergartens oder von Beratungsstellen. Einen wichtigen Hinweis möchte ich an dieser Stelle geben: Die meisten Sexualstraftaten werden nicht durch Fremde begangen, vielmehr sind die Täter vor allem Familienmitglieder, enge Freunde oder Bekannte.

8.5 Shaken-Baby-Syndrom

Das Shaken-Baby-Syndrom (SBS) ist eine besondere Form von körperlicher Gewalt und wird auf Deutsch auch als Schütteltrauma bezeichnet. Gemeint ist damit das Schütteln eines Babys oder Kleinkindes, wodurch Schäden am Gehirn und teils tödliche Gefäßverletzungen entstehen können.

Es gibt keine exakten Zahlen über die Häufigkeit das Schütteltraumas in Deutschland, da nicht alle Fälle gemeldet werden und die Diagnose manchmal schwierig ist. Bei den rund 23.100 pro Jahr gemeldeten Fällen von Kindesmisshandlung und Vernachlässigung sind sicherlich einige dieser Schütteltrauma-Fälle dabei.

Wie kommt es so weit?

Als Ursachen werden die Überforderung, die Unwissenheit oder die emotionale Instabilität junger Eltern angesehen. Für das Kind entsteht eine lebensbedrohliche Situation: Durch die heftigen Bewegungen kommt es im Wechsel zu einer plötzlichen Beschleunigung und einem Abbremsen des Kopfes. Das führt zu Verletzungen im Gehirn und an den Gefäßen. Während des Schüttelns bewegt sich das Gehirn innerhalb des Schädels schnell hin und her, wodurch die fragilen kindlichen Blutgefäße, insbesondere die Venen, reißen können. Diese Verletzungen können zu irreversiblen Schäden führen.

Wie erkenne ich das?

Die Symptome reichen von Benommenheit bis zu Erbrechen, Krampfanfällen, Bewusstlosigkeit, Atemstillstand und Tod. Äußerlich sichtbare Anzeichen von Verletzungen gibt es meistens nicht. Oft fällt das SBS erst durch ein Röcheln, einen Krampfanfall oder die Bewusstlosigkeit des Kindes auf.

Was kann ich tun?

Sollte es einmal so weit gekommen sein, ist es wichtig, die Tat nicht zu vertuschen oder zu verschleiern. Dem Kind ist am besten geholfen, wenn es zeitnah in professionelle medizinische Behandlung kommt. Es handelt sich um einen absoluten Notfall, bei dem die →112 zu wählen ist. Die Ärzte sichern dann die Atemwege bzw. die Beatmung und kontrollieren das Gehirn mit Bildgebung und Hirndruckmessung. Manchmal sind sogar eine chirurgische Operation und fast immer eine intensivmedizinische Überwachung mit oder ohne künstliche Beatmung nötig.

Aufklärung und Prävention von SBS

Allen Betreuungspersonen von kleinen Kindern sollte die Instabilität der kindlichen Halsmuskulatur und auch die Zerbrechlichkeit der kindlichen Gefäße bekannt sein. Kleine Kinder und Säuglinge in die Luft zu werfen – was vielleicht lustig gemeint ist – ist ein absolutes Tabu! Es kann schlimmstenfalls zum Tode führen. Kinder, die das SBS überleben, haben teils lebenslang mit körperlichen Beeinträchtigungen zu kämpfen, wie zum

Beispiel Entwicklungsverzögerungen, Seh- und Hörprobleme sowie Verhaltens- und Lernschwierigkeiten. Über das Schütteltrauma aufzuklären, ist also besonders wichtig, genauso wie Eltern und anderen Betreuungspersonen Bewältigungsmechanismen an die Hand zu geben (siehe Kapitel 9). Solltest du selbst bei Erschöpfung oder Überforderung mit körperlicher Gewalt reagieren, musst du dir unbedingt Hilfe und Unterstützung holen, um das Kind zu schützen! Es gibt „Coping-Strategien", das heißt verschiedene Formen von Bewältigungs- und Therapiemöglichkeiten, um einen Umgang mit Aggressivität zu lernen.

8.6 Sexualerziehung

Der zentrale Schutz vor Missbrauch besteht darin, dass Kinder ein gutes Gefühl zu ihrem Körper entwickeln und die Erfahrung machen, dass sie ihre Grenzen formulieren dürfen und diese auch respektiert werden. Es gibt wunderbare Kinderbücher zum Thema Sexualität, die die kindliche Neugier befriedigen, aufklären, Gesprächsanlässe bieten und ein Baustein sein können, sexueller Gewalt vorzubeugen (siehe Anhang). Achte in Gesprächen mit deinem Kind außerdem darauf, unseren Körper nicht mit Tabus zu belegen. Geschlechterunterschiede und Sexualorgane sollten dabei von Anfang an mit ihren anatomischen Namen und nicht mit schambehafteten Begriffen, Verniedlichungen oder Kosenamen bezeichnet werden. Im Ernstfall ist sonst möglicherweise nicht klar, über was das Kind spricht.

Eltern sollten außerdem alle Fragen der Kinder offen und altersgerecht beantworten. Die Erforschung des eigenen Körpers gehört nämlich zur natürlichen Entwicklung von Kindern dazu. Eltern können das Thema locker und spielerisch in den Alltag integrieren, zum Beispiel während des Badens oder Wickelns. Hier können Eltern ihre Körperteile oder die des Kindes benennen und zum Beispiel erklären, warum sie jetzt den Hals, die Achseln oder den Po waschen. Scham empfinden Kinder erst etwa ab dem fünften Lebensjahr durch die Sozialisierung in der Gesellschaft und Kultur, in der sie aufwachsen. Die bekannten „Doktorspiele" haben nichts mit Sexualität zu tun, sondern mit kindlicher Neugier.

Gerade unter Geschwisterkindern und in Betreuungseinrichtungen, wo sich verschiedene Altersgruppen begegnen, kann es dazu kommen, dass Kinder gegenseitig ihren Intimbereich erforschen wollen. Auch vor diesem Hintergrund ist es wichtig, dass Kinder erfahren, dass sie das Recht haben, über ihren Körper zu bestimmen und „Stopp!" und „Nein!" zu sagen. Das fällt ihnen leichter, wenn sie ihren Körper gut kennen und ein Gefühl dafür entwickelt haben, was sie möchten und was nicht. Sie sollten außerdem lernen, dass bestimmte Teile ihres Körpers privat sind und dass sie niemand ohne Erlaubnis dort berühren darf. Erkläre deinem Kind, dass es – wenn dies doch passiert – mit einer Vertrauensperson darüber reden soll. Gehe beim Umgang mit dem Körper mit gutem Vorbild voran, indem du auch deine Grenzen vor deinem Kind immer wieder klar benennst und auch einmal ehrlich sagst: „Ich mag jetzt alleine auf die Toilette gehen" oder: „Heute fühle ich mich unwohl und mag jetzt nicht angefasst werden".

8.7 Mediensicherheit

In unserer digitalen Welt kommen Kinder unvermeidlich irgendwann mit Medien, dem Internet und den sozialen Netzwerken in Kontakt. Wir Eltern haben die Aufgabe, sie altersangemessen an den Umgang mit Medien heranzuführen, sie bei der Nutzung zu begleiten und auch ihren Blick für mögliche Gefahren zu schulen (zum Beispiel Cybermobbing, Cyberkriminalität). Als gesundheitliche Risiken der Mediennutzung werden von der Deutschen Gesellschaft für Kinder- und Jugendmedizin (DGKJ) Entwicklungs-, Bindungs- und Verhaltensstörungen angesehen (SK2-Leitlinie). Ebenso kann sich im Zusammenhang mit dem Medienkonsum ein Suchtverhalten ausbilden, ein weiteres mögliches Risiko stellen die Langzeitfolgen der Strahlung dar, die noch nicht untersucht sind. Die Empfehlung der Fachgesellschaft zum Umfang der Mediennutzung von Kindern ist:

Bildschirmzeit nach Lebensalter

0–3 Jahre:	Keine Bildschirmzeit
3–6 Jahre:	max. 30 Minuten an einzelnen Tagen
6–9 Jahre:	max. 30–45 Minuten an einzelnen Tagen

1. Aufklärung: Kinder sollten frühzeitig und kindgerecht auf die Möglichkeiten der Mediennutzung hingewiesen werden. Ich empfehle kein Verbot bzw. keine Tabuisierung, denn das macht Medien für Kinder in der Regel noch interessanter. Stattdessen rate ich zu einem offenen, erklärenden Umgang und anfangs zu einer gemeinsamen Nutzung. Der zeitliche Umfang und die Art der Nutzung (Unterhaltung/Lernen/Arbeiten) sollten dabei klar geregelt werden und altersgerecht sein. Mit größeren Kindern, die Medien selbstständig nutzen, sollten unbedingt die Themen Mobbing, Hass im Netz und Sicherheit vor Fremden besprochen werden. Ebenso solltet ihr innerhalb der Familie klare Strukturen für den Umgang mit den technischen Geräten schaffen, die für euch alle passen. Vermittelt euren Kindern, wie wichtig reale Erfahrungen und Begegnungen mit echten Menschen sind, und sprecht mit euren älteren Kindern über das Thema Flucht in eine digitale Scheinwelt. Es ist auch eure Aufgabe, alternativ Angebote und Beschäftigungen anzubieten wie: Spielplatz, Verabredungen mit Freunden und Aktivitäten in Vereinen oder Gruppen.

2. Datensicherheit: Um den sicheren Umgang mit Medien – auch für dich – zu gewährleisten, stell dir bezogen auf dein Kind ein paar Fragen: Gibt es auf deinen Geräten (Tablet, TV, Laptop oder Smartphone) Dinge, die dein Kind auf keinen Fall benutzen oder sehen darf? Dann schütze diese Apps, Programme oder Daten mit Passwörtern. Es gibt auch die Möglichkeit, extra Kinderzugänge einzurichten oder Zeit- und/oder Nutzungseinschränkung einzustellen. Außerdem können Kindersicherungen oder Filter verwendet werden, um den Zugriff auf unangemessene Inhalte zu verhindern oder um deine Daten zu schützen.

3. Vorbild sein: Du bewirkst viel, wenn du mit gutem Beispiel vorangehst und deinem Kind weder einen permanenten Medienkonsum vorlebst noch diesen gutheißt oder unterstützt. Es gibt Untersuchungen, die jedweden Medienkonsum (inkl. Musik vom Band) für Kinder unter drei als negativ für ihre Entwicklung einstufen. Der Spruch „Bis drei bildschirmfrei" hat hier Einzug erhalten. Ich persönlich halte das gerade in Familien mit älteren Geschwisterkindern und in unserer heutigen Zeit für übertrieben, insbesondere Musik oder Geschichten vom Band/aus dem Netz gehören für mich zu verschiedenen Festen oder Situationen einfach dazu, und ihre Nutzung ist meiner Meinung nach etwas ganz anderes, als Kleinstkindern drei Stunden allein Trickfilme für Erwachsene zu zeigen. Es ist auch ein großer Unterschied, ob du aktiv erklärend daneben sitzt, oder ob dein Kind allein zurechtkommen muss.

Hier gilt „Die Dosis macht das Gift" und ich rate, persönlich und mit gesundem Menschenverstand zu entscheiden, sich jedoch stets bewusst zu sein, dass dein Vorbild wirkt. Meistens verstehen es auch schon die Kleinsten, wenn es feste Strukturen und Muster gibt. Und dass Mama vormittags am PC im Homeoffice arbeitet, der PC aber ausbleibt, wenn sie mit mir spielt.

Kurz zusammengefasst:
- Kindersicherheit ist Kindergesundheit.
- Sicherheit und Gesundheit umfassen auch die seelische und geistige Entwicklung von Kindern.
- Grenzen setzen, eine respektvolle Kommunikation und soziales Miteinander lernen Kinder in der Familie und an deinem Vorbild.
- Aufklärung ist Prävention und schützt Kinder vor Missbrauch und Gewalt.

9. Elternsicherheit

Warum widme ich dir als Elternteil und Erwachsenem ein eigenes Kapitel? Weil ich dir bewusst machen möchte: Egal, ob es um dein eigenes Kind, ein adoptiertes Kind oder ein Pflegekind geht. Und egal, ob du als Erzieherin, Kinderpfleger, Babysitterin oder betreuender Opa für Kinder Verantwortung trägst – du bist ihr Vorbild! Du bist in einer Person Beschützerin, Lehrmeister und Modell. Kindersicherheit beginnt bei dir. Du bist die fundamentale Basis für das Kind, es lernt von dir, über dich und mit dir. Das gilt besonders für Babys und Kleinkinder, die zu hundert Prozent auf dich angewiesen sind. Nur wenn du Sicherheit auch für dich leben kannst, können Kinder sicher wachsen und gedeihen.

Deshalb ist es mir ein besonderes Anliegen, dass du dich auch gut um dich selbst kümmerst. Nur, wenn du auf deine persönliche Sicherheit und Gesundheit achtest, kannst du diesen „Job" überhaupt gewissenhaft wahrnehmen.

9.1 Eigenschutz in Gefahrensituationen

Mein Kind ist in Gefahr! – Von vielen Erwachsenen wird in der Notfallsituation völlig vernachlässigt, dass sie vielleicht selbst auch gerade in Gefahr sind oder sich in Gefahr begeben. Dies ist sehr verständlich, da man in der Notlage und vollgepumpt mit Adrenalin meist nicht die Gesamtsituation überblickt, sondern nur den Schützling retten will. Es birgt aber das Risiko, dass die ganze Rettungsaktion scheitert oder du sie verschlimmerst, weil du plötzlich selbst in Lebensgefahr schwebst.

Deshalb lautet auch die oberste Regel bei uns im Rettungsdienst: Eigenschutz! Ruhe bewahren, die Gefahrensituation prüfen und gegebenenfalls Hilfe holen. Vier Augen und Arme können mehr leisten als zwei!

Ein Beispiel: Stell dir vor, dein Kind gerät mit einem anderen auf dem Spielplatz in einen Konflikt. Auf den ersten Blick wirkt diese Situation harmlos, das Aggressionspotenzial gewaltbereiter Erwachsener im Beisein von Kindern kann jedoch erheblich sein. Nehmen wir an, das Elternteil des anderen Kindes schreit oder fasst dein Kind an und wird handgreiflich. Oder eine andere Situation: Du wirst Zeuge von körperlicher oder verbaler Gewalt eines Erwachsenen gegenüber einem fremden Kind.

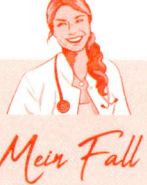

Mein Fall

Auch wenn man in der Regel als Erwachsener schwimmen und sogar gut schwimmen kann, ist man nicht auf die Situation vorbereitet, dass sich ein panisches Kind im Wasser an einem festklammert und dann vielleicht die Strömung im fließenden Gewässer noch stark ist. Deshalb kommt es immer wieder vor, dass wir im Notarzteinsatz die Ersthelfer aus der Gefahrenzone retten müssen. Selbst ein Kind mit 15 Kilogramm Gewicht kann in der Notsituation einen Erwachsenen unter Wasser ziehen. Oft überschätzen wir unsere eigene Kraft.

Gerade auch bei Unfällen mit Hochspannungsstrom, Chemikalien/Gasen (Silos) oder mit schweren Maschinen landen sogar oft nur die Ersthelfer im Krankenhaus. Sie handeln oft unbedacht im Affekt und rennen einfach los, um zu helfen. Gerade bei solchen Gefahrenquellen ist aber der Selbstschutz essenziell, sonst ist niemandem geholfen.

Höre dann auf dein Bauchgefühl: Hast du gerade Angst und liegt Wut in der Luft? Nur weil ein Erwachsener auch ein Kind hat, heißt das nicht, dass diese Person nicht gewaltbereit ist. Versuche, die Situation so klar wie möglich einzuschätzen: Können Alkohol, Drogen oder Waffen im Spiel sein? Wie viel Eskalationspotenzial hat die Lage?

Versuche, die folgenden Kommunikationsregeln zu beherzigen:
1. Bewahre selbst Ruhe und einen kühlen Kopf und Tonfall.
2. Raus aus der Gefahrenzone: Schütze dich und dein Kind, indem du auf Aggression nicht mit Zurückschimpfen und Provokation reagierst. Halte körperlichen Abstand, verlasse die Szene gemeinsam mit deinem Kind und entzieht euch so der Gefahr.

3. Wenn du etwas ansprechen musst/willst: Bleib beim „Sie" und benen-
ne höflich, bestimmt und in kurzen, verständlichen, wertfreien Sätzen
die Grenze, die überschritten wurde. Halte Abstand!

4. Hilfe holen: Neben telefonischem Notruf bei der Polizei, kannst du auch
andere Menschen direkt ansprechen (siehe Anfangskapitel): „Sie, in der
roten Jacke, bitte rufen Sie die Polizei", oder: „Bitte helfen Sie uns".

Über solche heiklen Szenarien habe ich schon oft mit Kollegen und Freunden aus der Blaulicht-Familie diskutiert. Mach dir bewusst: Zivilcourage in
Notsituationen kann Leben retten, aber keiner erwartet von einer eins-
sechzig großen Frau mit Neugeborenem im Kinderwagen, dass sie sich
einem körperlich überlegenen, mit Messer bewaffnetem Aggressor allein
in den Weg stellt. Und andersherum: Telefonieren kann jeder, auch aus
sicherer Entfernung.

9.2 Physische Gesundheit

Gerade in der Zeit nach der Geburt eines Kindes neigen viele Eltern dazu,
sich vollkommen auf das Baby zu konzentrieren – bis zur völligen Selbst-
aufgabe. Nicht selten hat das auch gesundheitliche Folgen. Ich kenne einige Eltern, die es bei ihrem ersten Kind ignoriert haben, dass sie selbst
Krankheitssymptome hatten oder nicht gesund waren. Auch Menschen
in sozialen Berufen sind dafür bekannt, dass sie sich selbst an die zweite
Stelle stellen. Es scheint heldenhaft zu sein, die eigene Gesundheit nicht
so wichtig zu nehmen, ist es auf Dauer aber nicht.

Deine körperliche Unversehrtheit ist die Voraussetzung für eine opti-
male Betreuung deines Kindes und für die Sicherheit von euch beiden! Es
gibt nicht umsonst Vorsorgeuntersuchungen, Impfungen oder Check-ups.
Diese sind auch für dich als Erwachsenen extrem wichtig, um ein gesundes Leben führen und Verantwortung für ein heranwachsendes kleines
Wesen übernehmen zu können. Stell deine Gesundheit nicht hintenan,
auch wenn du vermeintlich keine Zeit dafür hast. Insbesondere im Wochenbett, der Zeit direkt nach der Geburt, sollten Mütter auf gesundheitliche Warnsignale achten, die auf Komplikationen hinweisen können:

Notfall Wochenbett →Arztbesuch schnellstmöglich

1. Starke Blutungen: Wenn die Blutungen im Wochenbett plötzlich stärker werden oder nicht innerhalb weniger Wochen abnehmen.

2. Fieber: Ein plötzlicher Anstieg der Körpertemperatur hängt möglicherweise mit einer Infektion zusammen, die nach der Geburt auftreten kann, zum Beispiel ein Lochialstau (Stau des Restblutes/Gewebes in der Gebärmutter, auch Wochenfluss-Stau genannt, er ist ein idealer Nährboden für Bakterien) oder eine Harnwegsinfektion.

3. Brustentzündung: Schmerzen, Rötung oder ein Milchstau können auf eine bakterielle Infektion der Brust hinweisen, die übrigens auch noch während der gesamten weiteren Zeit des Stillens auftreten kann. Auch Knoten in der Brust und Brustveränderungen gehören ärztlich abgeklärt, da auch weiterhin ein Brustkrebsrisiko besteht.

4. Probleme beim Wasserlassen: Schwierigkeiten beim Wasserlassen, Schmerzen, Blut im Urin und häufiges Wasserlassen können Anzeichen eines Harnwegsinfektes sein.

5. Starke Schmerzen: Starke oder anhaltende Schmerzen im Bauch- und Beckenbereich, insbesondere auch an genähten Körperstellen, wie zum Beispiel Kaiserschnitt oder Dammnaht, können auf eine Infektion hinweisen. Auch der Frontalkopfschmerz, also Kopfschmerz direkt hinter der Stirn, kann ein Hinweis auf eine Infektion sein. Diese Dinge solltest du unbedingt mit deiner Hebamme und einem Arzt besprechen.

6. Anzeichen einer Depression: Übermäßige Traurigkeit, Ängstlichkeit, Hoffnungslosigkeit oder Schwierigkeiten, sich um sich selbst oder das Baby zu kümmern, können Hinweise auf eine postpartale Depression/ Wochenbettdepression sein.

Bei jeglichen Bedenken oder Verdachtsmomenten im Wochenbett solltest du unverzüglich ärztliche Hilfe in Anspruch nehmen und über deine Beschwerden oder Sorgen sprechen. Geht es dir körperlich nicht gut, ist es nur eine Frage der Zeit, bis dein Körper nicht mehr kann. Sei dir dessen bewusst, auch deine Kraft ist endlich.

9.3 Überforderung

Eltern zu werden und zu sein, ist auch eine psychische Herausforderung. Bei vielen jungen Müttern (und Vätern) zehrt der Stress, der Lärmpegel und der Schlafentzug an der seelischen Substanz. Sei versichert, es geht vielen so! Die hormonelle Umstellung, die neue Familiensituation (eventuell mit einem Geschwisterkind) ist für alle Beteiligten eine akute Belastungssituation. Du kannst natürlich versuchen, dich vorzubereiten und deine Resilienz, das heißt deine Widerstandsfähigkeit und innere Ruhe, zu stärken. Hierzu gibt es verschiedene Methoden und Bewältigungsstrategien und für Geschwisterkinder und Partner schöne Literatur, um sich auf die Ankunft eines neuen Familienmitgliedes vorzubereiten. Du selbst kannst deine Resilienz mit Meditation, Yoga, Ausdauer, Sport, gesunder Ernährung und ausreichend Schlaf ausbauen und stärken. Wenn du dieses Buch im Wochenbett liest, fällst du nun wahrscheinlich lachend vom Stuhl, denn vermutlich hast du aktuell kaum mehr Freiräume, genauso wenig wie dein Partner. Immer, wenn sich eine Gruppendynamik verändert, bedeutet das auch Herausforderung, Chaos und Belastung für alle Mitglieder dieser Gruppe, bis sich das neue Gefüge etabliert hat. (Nicht zuletzt ist dies auch der Grund, warum sich Kindertageseinrichtungen für die Eingewöhnung heute sehr viel Zeit nehmen.)

Warnsignale erkennen

Mach dir klar, dass deine psychische Gesundheit genauso wichtig ist wie deine körperliche Unversehrtheit und achte auf die Signale deines Körpers. Hinweise können sein:

1. Veränderungen im Verhalten: Plötzlicher Rückzug, Verzicht auf soziale Aktivitäten mit anderen, Verlust von Interesse an früheren Hobbys oder Aktivitäten, Motivationstief
2. Emotionale Veränderungen: Häufige Traurigkeit, Reizbarkeit oder Gefühl der Hoffnungslosigkeit, übermäßige Gereiztheit oder Aggressivität (Fremd- und auch Selbstverletzung)
3. Probleme beim Schlafen: Durchschlafstörungen, Schlafstörungen, Albträume.

4. Substanzmissbrauch: Nicht nur Alkohol-, Drogen- oder Nikotinmiss-
   brauch, sondern auch übermäßiges Essen oder Ausgleich des Kontroll-
   verlustes durch Essensverweigerung und sehr starke Gewichtsreduk-
   tion
5. Konflikte: Zunahme an Beziehungskonflikten mit dem Partner, Fremden und Freunden

---

Wenn alles zu viel wird

Im Laufe der ersten Woche nach der Entbindung zeigen 50–80 Prozent aller Mütter Symptome des sogenannten „Baby Blues". Dieser
ist jedoch eher eine kurz andauernde **depressive Akutreaktion**,
die nach einigen Stunden oder Tagen und ohne Behandlung wieder
abklingt. Sollten die Veränderungen wie oben beschrieben jedoch
länger anhalten, ist es wichtig, dass du nicht nur auf deine eigene innere Stimme hörst, sondern auch die Meinung und Wahrnehmung
anderer ernst nimmst. Wenn auch dein Umfeld beobachtet, dass du
seit einiger Zeit übermäßig schnell reizbar und aggressiv reagierst,
ist das ein wichtiger Hinweis. In jedem Fall solltest du eine Übertragung auf dein Kind vermeiden! Nicht nur, weil dein Kind vermutlich
dein Verhalten kopiert und vielleicht auch aggressive Umgangsformen ausbildet. Sondern vor allem, um es zu schützen und zu garantieren, dass es gewaltfrei aufwachsen kann. Hol dir also Hilfe! Nur
wenn es dir selbst gut geht, kannst du dich auch gut um ein schutz-
bedürftiges kleines Lebewesen kümmern.

9.4 Lösungsstrategien

Liebe Supermom, lieber Superdad, keiner hat gesagt, dass Kindererzie-
hung leicht ist und dass eine völlig überforderte Einzelperson alles alleine
machen muss. Leider wachsen unsere Kinder heutzutage nicht mehr in
dem sprichwörtlichen Dorf auf, das es braucht, um ein Kind großzuziehen.
Oft fehlt Hilfe. Viele sind alleinerziehend, manche verwitwet, chronisch er-
krankt oder leben weit weg von jedweder familiären Unterstützung. Zum

Glück gibt es aber heutzutage auch für den kleinen Geldbeutel oder gratis viele Mittel, um sich Hilfe und Unterstützung zu holen, nutze diese unbedingt. Weg vom Perfektionismus und hin zu einem gesunden Leben – für dich!

1. **Gleichgesinnte**: Auch dank der sozialen Netzwerke und des Internets ist es heute relativ einfach, Kontakte zu knüpfen. Suche dir in Communitys im echten oder digitalen Leben Austauschmöglichkeiten und seelische Unterstützung. Es gibt viele Angebote von Gemeinden, Städten und gemeinnützigen Vereinen.

2. **Hilfe holen offline**: Suche andere Menschen, die dich bei der Kinderbetreuung ablösen können, es gibt Leihgroßeltern, Mehrgenerationenhäuser, eine freundliche Nachbarin oder den üblichen Babysitter. In vielen Landkreisen in Deutschland wird dir automatisch nach der Geburt Informationsmaterial zugesandt. Es gibt zahlreiche Familienberatungsstellen, die kostenlose oder kostengünstige Unterstützung für Eltern in verschiedenen Lebensbereichen anbieten (Erziehung, Partnerschaft, finanzielle Schwierigkeiten, Elterngeld, Eltern-Kind-Kur). Frag auch mal in deiner Kinderbetreuungseinrichtung nach. Die pädagogischen Fachkräfte sind zudem die Experten, wenn es um dein Kind geht. Wenn du wegen irgendetwas unsicher bist, sprich nicht nur mit dem Kinderarzt, sondern auch mit den Personen, die die meiste Zeit mit deinem Kind verbringen.

3. **Hilfe holen online**: Viele Organisationen bieten Elternkurse und Workshops zu Themen wie Erziehung, Stressbewältigung, Zeitmanagement, Familienorganisation, Kommunikation in der Familie etc. an. Auch den Anschluss an eine Community, die genau eure Interessen teilt, findet ihr online vielleicht leichter als in einem kleinen Dorf. Zudem bieten Social-Media-Kanäle, Websites oder Podcasts etc. Informationen, Tipps und Ratschläge für Eltern. Mach es dir nicht unnötig schwer und hol dir Hilfe ins Haus. Und überlege dir bewusst, was für deine Familie wirklich wichtig ist: Ich bin überzeugt davon, dass eine glückliche Kindheit auch in ungebügelten Shirts und mit dreckigen Fenstern funktionieren kann.

4. **Organisation und Struktur schaffen**: Du senkst das Chaospotenzial und sorgst für Entlastung, wenn du klare Listen und Pläne für deine Familie erstellst. Familien-, Wochen- und Monatsplaner sind genauso

sinnvoll wie Einkaufslisten und die Verteilung der Haushaltspflichten. Wenn auch dein Nachwuchs kindgerechte Aufgaben übertragen bekommt, fühlt er sich als Familienmitglied ernst genommen und gebraucht. Dies stärkt seine Selbstständigkeit.

5. **Selfcare**: Richte deinen Fokus immer wieder auf dich und deine Bedürfnisse. Die berühmten Strategien wie Achtsamkeitstraining, Meditation oder Yoga können zur Ausgeglichenheit beitragen und Stress reduzieren. Oder du machst in der „gewonnenen" Zeit einfach mal nichts. Freie Zeit muss nicht immer zur Optimierung genutzt werden, sondern kann dich auch einfach verschnaufen und den Augenblick genießen lassen.

6. **Perfektionismus abstellen**: So toll ich Social Media finde, so kritisch sehe ich es, dass man 24 Stunden am Tag mit Informationen über die perfekte Erziehung oder das perfekte Familienleben überschüttet wird. Mach dir bewusst, dass du nicht jeden guten Ratschlag umsetzen musst, um eine gutes Aufwachsen deines Kindes zu gewährleisten. Lass dich nicht von der Außenwelt führen, sondern schau auf deine Familie und eure Bedürfnisse. Wenn es dir gelingt, dass alle Familienmitglieder gleichwertig wahrgenommen und respektiert werden und ihr gemeinsam versucht, den Bedürfnissen aller Raum zu geben, habt ihr schon viel geschafft.

Zusammengefasst

- Auch deine eigene physische und psychische Gesundheit ist wichtig: Achte auf Warnzeichen, dass etwas nicht stimmt, und ignoriere sie nicht.
- Hol dir Hilfe und Unterstützung und gehe zum Arzt. Nur wenn du gesund bist, kannst du dich gut um dein Kind kümmern.
- Nimm Präventionstermine wahr (Vorsorge, Check-ups).
- Vertraue darauf: Es ist noch kein Kind am Gucken einer Fernsehsendung, an einem ungebügelten T-Shirt oder einem nicht selbst gebackenen Kuchen gestorben!

Nachwort

Liebe Leserin, lieber Leser,
vielen Dank, dass du dabei warst auf dem Gang durch das Thema Sicherheit von Babys und Kindern. Ich hoffe, das Buch hat dir an einigen Stellen die Augen geöffnet, dir Einblicke gegeben und dich sicherer gemacht im Umgang mit Risiken im Umfeld deines Kindes genauso wie mit eventuellen Notfällen.

Für den kurzen Überblick habe ich dir auf den folgenden Seiten weitere Informationen in Form von Checklisten zusammengestellt. Diese gibt es auch als PDFs auf meiner Webseite, damit du sie dir ausdrucken und zum Beispiel an einer zentralen Stelle in eurem Zuhause aufhängen kannst.

Solltest du noch mehr Fragen haben, empfehle ich dir die Bücher und Studien, die ich auf den folgenden Seiten für dich zusammengetragen habe. Dort habe ich auch Bücher aufgelistet, die sich an Kinder richten und die dich dabei unterstützen, dein Kind aufzuklären und es dazu zu befähigen, sich selbst zu schützen.

Ich freue mich auch, wenn wir in Kontakt treten, melde dich gerne mit Wünschen, Anregungen oder Fragen direkt bei mir über www.notarztmami.de oder auf meinem Social-Media-Kanal auf Instagram @notarztmami. Dort findest du auch einen Erste-Hilfe-Kurs und einen Familienorganisationskurs mit Einblicken aus der Notfallmedizin.

Voller Stolz kann ich sagen: In diesem Buch steckt mein Mehrwert für dich, also mein Wissen und mein praktisches Know-how, das ich mit dir teilen wollte. In ihm stecken viele Stunden Arbeit und das Engagement vieler Menschen: Bedanken möchte ich mich bei meinen Kolleginnen, die den Text fachlich gegengelesen haben, und bei meiner Familie, die mich tatkräftig unterstützt hat, ebenso beim Verlag Herder für die Möglichkeit, die Idee umzusetzen, insbesondere bei Julia und Andrea. Ich freue mich wahnsinnig, dass mein Herzensprojekt, die Sicherheit von Kindern zu verbessern, mit dem Buch *Die Notarztmami* Fahrt aufgenommen hat, und hoffe, Eltern und Kinder auch in Zukunft zu begleiten und zu unterstützen.

Dass ich das als Ärztin und nun auch als Mami überhaupt kann, verdanke ich meiner Tochter: Ich liebe dich, danke, dass ich deine Mami sein darf.

Deine (Notarzt-)Mami

Stichwortverzeichnis

Quellen und Literatur

Schlaf:

Caroline Bechmann, Dominique Reimer: Ich kann schon schlafen! Entspannte Nächte für dein Kind und dich, humboldt 2022.

Herbert Renz-Polster, Nora Imlau: Schlaf gut, Baby! Der sanfte Weg zu ruhigen Nächten für Kinder von 0 bis 6 Jahren, GRÄFE UND UNZER 2022.

A. Lambert et al.: Characteristics of Sudden Unexpected Infant Deaths on Shared and Nonshared Sleep Surfaces, DOI: https://doi.org/10.1542/peds.2023-061984.

A. Ponsonby, T. Dwyer: Factors Potentiating the Risk of Sudden Infant Death Syndrome Associated with the Prone Position, DOI: 10.1056/NEJM199308053290601.

PS Blair, PJ Fleming, IJ Smith et al.: Babies sleeping with parents: case-control study of factors influencing the risk of sudden infant death syndrome, BMJ (1999), Nr. 319, S. 1457–1462 3.

RG Carpenter, LM Irgens, PS Blair et al.: Sudden Unexplained Infant Death in 20 Regions in Europe: case-contral study (ECAS – Studie (92-96)), Lancet (2004), Nr. 363, S. 185–191.

Carmel Therese Harrington, Naz Al Hafid, K. A. Waters: Butyrylcholinesterase is a potential biomarker for Sudden Infant Death Syndrome, eBioMedicine 2022, 80:104041, Mai 2022.

Entwicklung:

Remo H. Largo: Babyjahre: Entwicklung und Erziehung in den ersten vier Jahren, Piper 2019.

Oskar Jenni, Remo H. Largo: Wachstum und Entwicklung, in: Georg F. Hoffmann, Michael J. Lentze, Jürgen Spranger et al.: Pädiatrie: Grundlagen und Praxis, Springer 2020, https://doi.org/10.1007/978-3-642-41866-2_3.

Natalie Rehm: Gehen – Sprechen – Denken. Wie sich Babys aus eigener Kraft entwickeln, Kösel 2021.

Herbert Renz-Polster: Kinder verstehen: Born to be wild: Wie die Evolution unsere Kinder prägt, Kösel 2012.

Nicola Schmidt: artgerecht – das andere Babybuch. Natürliche Bedürfnisse stillen. Gesunde Entwicklung fördern. Naturnah erziehen, Kösel 2021.

Helen L. Ball: Parent-infant bed-sharing behavior, https://doi.org/10.1007/s12110-006-1011-1.

Oskar Jenni: Die kindliche Entwicklung verstehen – Praxiswissen über Phasen und Störungen, Springer 2021, https://doi.org/10.1007/978-3-662-62448-7.

Website der Bundeszentrale für gesundheitliche Aufklärung https://www.kindergesundheit-info.de/themen/entwicklung/ (Download 16.04.2024)

Remo H. Largo, W. Stutze: Longitudinal study of bowel and bladder control by day and at night in the first six years of life. II: The role of potty training and the child's initiative, in: Developmental Medicine and Child Neurology, 1977, 19 (5), 607-613.

Remo H. Largo, Luciano Molinari, Kurt Siebenthal, Ursula Wolfensberger: Does a profound change in toilet training affect development of bowel and bladder control? In: Developmental Medicine and Child Neurology, 1996, 38 (12), 1106-1116.

Ernährung:

Nikola Klün: Kompass Kinderernährung: Gesund und gut versorgt in jeder Altersstufe. Mit Rezepten und Tipps für die täglichen Herausforderungen beim Essen, Südwest 2024.

Carolin Wiedmann , Anastasia Pyanova , Ozlem Erbas Soydaner: Plantbased von Anfang an: Baby & Kleinkind, Schwangerschaft & Stillzeit: Pflanzenbasiert, vegan, vegetarisch. Wissenschaftlich fundiert & praktisch mit über 70 Rezepten, TRIAS 2024.

L. Daniels, ALM Heath, SM Williams et al.: Baby-Led Introduction to SolidS (BLISS) study: a randomised controlled trial of a baby-led approach to complementary feeding, BMC Pediatr 2015, 15, 179.

Bundesanstalt für Landwirtschaft und Ernährung/BLE: Ernährung von Säuglingen – Empfehlungen für das erste Lebensjahr, https://www.bmel.de/SharedDocs/Downloads/DE/Broschueren/das-beste-essen-fuer-babys.html

Mathilde Kersting, Hermann Kalhoff, Thomas Lücke: Von Nährstoffen zu Lebensmitteln und Mahlzeiten: Das Konzept der Optimierten Mischkost für Kinder und Jugendliche in Deutschland, in: Aktuelle Ernährungsmedizin. 2017, Nr. 42, ISSN 0341-0501, S. 304–315 (doi:10.1055/s-0043-116499).

Gill Rapley, Tracey Murkett: Baby-Led Weaning. Das Grundlagenbuch. Der stressfreie Beikostweg, Kösel 2013.

RM Kayani, P Ramnarayan: Water intoxication and the heat wave, doi: 10.1136/adc.2006.107599.

Erziehung:

Fabian Grolimund, Stefanie Rietzler: Ich liebe dich, so wie du bist. Die Gefühle unserer Kinder annehmen, verstehen und liebevoll begleiten, Verlag Herder 2023.

Nora Imlau: Meine Grenze ist dein Halt. Kindern liebevoll Stopp sagen, Beltz 2022.

Jesper Juul: Grenzen, Nähe, Respekt: Auf dem Weg zur kompetenten Eltern-Kind-Beziehung, Rohwohlt Taschenbuch 2009.

Oskar Jenni: Die kindliche Entwicklung verstehen. Praxiswissen über Phasen und Störungen, Springer 2021.

Herbert Renz-Polster: Mit Herz und Klarheit. Wie Erziehung heute gelingt und was eine gute Kindheit ausmacht, Piper 2024.

Eliane Retz: Wild Child. Entwicklung verstehen, Kleinkinder gelassen erziehen, Konflikte liebevoll lösen, Piper 2021.

Nicola Schmidt: Der Elternkompass. Was ist wirklich gut für mein Kind? Alle wissenschaftlichen Studien ausgewertet, GRÄFE UND UNZER 2020.

Kommunikation:

Marshall B. Rosenberg: Kinder einfühlend ins Leben begleiten: Elternschaft im Licht der GFK, Junfermann Verlag 2016.

Kindergesundheit:

Christoph Eich, Bernd Landsleitner: Intensivmedizin, Neonatologie 2021: Die kardiopulmonale Reanimation von Kindern (Paediatric Life Support).

Christoph Eich, Bernd Landsleitner: Die kardiopulmonale Reanimation von Kindern (Paediatric Life Support), Kardiologie up2date 2017;13:147-159.

Sascha Meyer, Ludwig Gortner: Duale Reihe Pädiatrie, Thieme 2018.

Deutsche Gesellschaft für Kinder- und Jugendmedizin e.V. (DGKJ): SK2-Leitlinie: Leitlinie zur Prävention dysregulierten Bildschirmmediengebrauchs in der Kindheit und Jugend.

Kindersitze im Crashtest:

https://www.adac.de/rund-ums-fahrzeug/ausstattung-technik-zubehoer/kindersitze/kindersitztest (Download am 16.04.2024)

Kindersitze im Flugzeug: https://www.tuv.com/landingpage/de/manufacturer-of-child-seats/ Kinderrückhaltesysteme (Download am 16.04.2024)

Elterngesundheit:

Verena Enz: Mama-Selflove: Survival-Guide für den perfekt unperfekten Familienwahnsinn, Verlag Herder 2023.

Nora Imlau: Bindung ohne Burnout. Kinder zugewandt begleiten ohne auszubrennen, Betz 2023.

Miriam Kirchhof: Einfach gesund Mama sein. Mind-Body-Medizin für deine natürliche Balance, Verlag Herder 2023.

Aufklärung für Kinder:

Susa Apenrade: Ich kenn dich nicht, ich geh nicht mit! Drei Geschichten, die stark machen, Arena 2020.

Dagmar Geisler: Mein Körper gehört mir! (Starke Kinder, glückliche Eltern), Sensibilisiere dein Kind für das Thema Missbrauch, Loewe 2011.

Claudia Schauflinger: Toni und der Bärenschnupfen. Eine Reise durch die Welt der tierisch guten Hausmittel, G&G Verlag 2023.

Konstantin Wagner: Expedition nach Genitalien (Familie Weißbescheid, Band 1), RiWi Verlag 2021.

Konstantin Wagner: Stopp-Schutz-Schild (Familie Weißbescheid, Band 3), RiWi Verlag 2024.

Checkliste Kindersicheres Zuhause

- ❑ Babys in Rückenlage schlafen lassen
- ❑ Schlafplatz nicht zu warm
- ❑ Keine plüschigen Materialien im Babybett
- ❑ Kein Hochbett oder maximal so hoch wie Körperhöhe des Kindes
- ❑ Beikosteinführung/Trinken sicher gestalten
- ❑ Achtung: Wasservergiftung
- ❑ Kleine oder prallelastische Lebensmittel nur zerkleinert, gedünstet oder püriert
- ❑ Hochstuhl sichern (kein Umkippen, kein Rausfallen)
- ❑ Keine Wippen/ Maxi Cosis auf Kommoden o.ä.
- ❑ Wickelplatz sturzsicher machen
- ❑ Fenster, Balkone absperren
- ❑ Steckdosenschutz anbringen
- ❑ Kabel entfernen
- ❑ Elektrogeräte sicher verwahren
- ❑ Regale und Schränke an der Wand befestigen
- ❑ Keine Giftpflanzen im Haus
- ❑ In Wohnung/Nähe von Kindern nicht rauchen
- ❑ Teppiche rutschfest
- ❑ Heißes (Teekanne, Kerzen ...) außerhalb der Reichweite
- ❑ Herdgitter und Kamingitter anbringen
- ❑ Küche kindersicher machen
- ❑ Spitze Gegenstände außerhalb der Reichweite
- ❑ Baden immer unter Aufsicht
- ❑ Beim Baden Temperatur messen und kein heißes Wasser nachlaufen lassen
- ❑ Treppenschutz anbringen
- ❑ Kantenschutz anbringen
- ❑ Reinigungsmittel sicher verstauen
- ❑ Medikamente wegschließen
- ❑ Batterien entsorgen
- ❑ Sicherer Umgang mit Knopfbatterien
- ❑ Verschluckbare Kleinteile entfernen/wegräumen
- ❑ Verzicht auf Türhopser, Lauflernhilfen, „Gehfrei"
- ❑ Beim Spielzeugkauf Kennzeichnungen beachten (keine Waterbeads und Luftballons)
- ❑ Kein Schmuck für kleine Kinder
- ❑ Kleidung ohne Kordeln, Bänder, Schnüre
- ❑ Freie Kordeln, Schnüre, Seile, Schlaufen entfernen (Vorsicht bei Rollos, Rucksäcken, Taschen)
- ❑ Notrufnummern sichtbar anbringen
- ❑ Hausapotheke regelmäßig prüfen und ergänzen

Checkliste Kindersicherheit draußen

- ❑ Auf geeignete Kleidung achten (passend, wettergerecht)
- ❑ Keine Kordeln, Bänder, Schnüre an der Kleidung
- ❑ Kein Schmuck beim Spielen draußen
- ❑ Gartentor/Türen/Autos verschließen
- ❑ Regentonne, Pool, Teich, Wasserstellen absperren/sichern/leeren
- ❑ Gartengeräte, Dünger, Gifte etc. sicher verstauen
- ❑ Kindersichere Spielgeräte
- ❑ Spielgeräte sicher befestigen
- ❑ Kein Trampolin
- ❑ Sonnenschutz ab UV Index 3
- ❑ Kopfbedeckung tragen bei Sonne
- ❑ UV-Kleidung tragen bei Sonne/beim Baden
- ❑ Sonnencreme mit LSF 30-50
- ❑ Sonnenbrille tragen
- ❑ Sonnenstich und Sonnenbrand vermeiden
- ❑ Extreme Wetterlagen meiden, insbesondere Hitze
- ❑ Kinder nie allein im Auto lassen
- ❑ Schwimmen/Baden nie ohne Aufsicht
- ❑ Schwimmhilfen nur unter Aufsicht
- ❑ Klettern nur entsprechend dem eigenen Vermögen der Kinder (nicht hochhelfen)
- ❑ Aufmerksamkeitsparadoxon kennen
- ❑ Nie ohne Helm fahren (Roller, Rutschauto, Fahrrad, Anhänger, Roller, Ski, Rodeln, Schlitten)
- ❑ Reflektoren an der Kleidung
- ❑ Richtiger Kindersitz im Auto
  - bis 15 Kilo/4 Jahre gegen die Fahrtrichtung
  - Befestigung im Auto und Sitz überprüfen
  - angeschnallt
  - Sitzpassform regelmäßig prüfen
- ❑ Kein Fangkörpersitz
- ❑ Jacke aus im Auto
- ❑ Bei Flugreisen für maximale Sicherheit sorgen
- ❑ Früh mit Verkehrserziehung beginnen
- ❑ Frühes Schwimmen lernen ermöglichen
- ❑ Grundlagen Wundversorgung kennen
- ❑ Bei Ausflügen geladenes Handy für Notfälle

Haus- und Reiseapotheke

- Fieberthermometer
- Wundcreme (Dexpanthenol/Zink)
- Kochsalz Ampullen (für Nase, Augen, Wundspülung)
- Nasenspray oder Nasentropfen ab 1 Jahr
- Fiebermittel/Schmerzmittel (Ibuprofen oder Paracetamol als Zäpfchen oder Saft)
- Desinfektionsmittel ohne Alkohol
- Desinfizierende Salbe (Jod ab 1 Jahr)
- Pflaster
- Kompressen
- Verband/Druckverband
- Wärmedecke
- Steristrips
- Schiene/Splint
- Coolpad
- Zeckenzange
- Pinzette
- Zahnrettungsbox

Reisen:
- Sonnencreme ab 6 Monate
- After Sun Lotion/Hautpflege
- Insektenschutzspray für Kinder
- Elektrolytbeutelchen für Reisen
- Mückenstich-Gel

Pseudokrupp
- Ggf. Cortison-Zäpfchen

Fieberkrampf
- Ggf. Diazepam-Zäpfchen

Individuelle Medikation:
- Dosierung und Beipackzettel bzgl. Alter, Größe, Gewicht beachten!
- Aufbewahrung kühl und trocken
- Haltbarkeitsdatum regelmäßig überprüfen

Wichtige Telefonnummern

Notruf:	112 (europaweit!)
Feuerwehr:	112 (AUT: 122 SUI: 118)
Polizei:	110 (AUT: 133 SUI: 117)
Giftnotruf:	Vorwahl Hauptstadt Bundesland+ 19240 (Bsp: Bayern: 089/19240)
KV Notdienst:	116117
Dein Kinderarzt:	_____
Deine Kinderklinik:	_____
Dein Gynäkologe:	_____
Opa/Oma:	_____
Beste Freunde/Beste Hilfe:	_____
Kinderbetreuung:	_____
Babysitter:	_____
Kindertelefon:	116 111
Telefonseelsorge:	116 123
Elterntelefon:	0800 1110550
Hilfe Sexueller Missbrauch:	0800 22 5553
_____:	_____
_____:	_____
_____:	_____
_____:	_____
_____:	_____
_____:	_____
_____:	_____
_____:	_____
_____:	_____
_____:	_____
_____:	_____
_____:	_____

Verhalten im Notfall

WIEDERBELEBUNG
Check die Atmung!

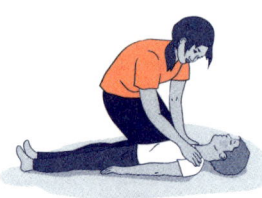

KEINE ATMUNG UND KEIN BEWUSSTSEIN?

RUFEN 112

PUSTEN 5x Beatmen

 15x DRÜCKEN Baby

 15x DRÜCKEN Kleinkind

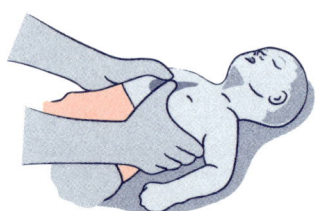

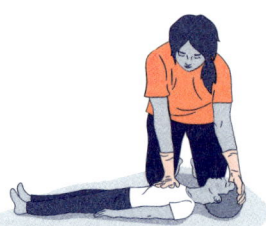

15:2

Drücken - Pusten im Verhältnis: 15:2 weiter bis Hilfe kommt

Frequenz 100-120/Minute
Drucktiefe 1/3 Brustkorb

ATMUNG, ABER KEIN BEWUSSTSEIN
Stabile Seitenlage
„WINKEN-STREICHELN-DREHEN"

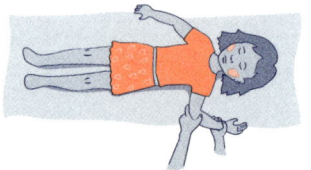 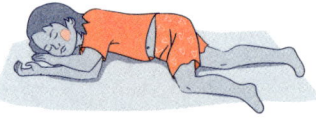